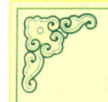

国医绝学百日通

# 居家常用60种保健祛病中药

李玉波 翟志光 袁香桃 ◎ 主编

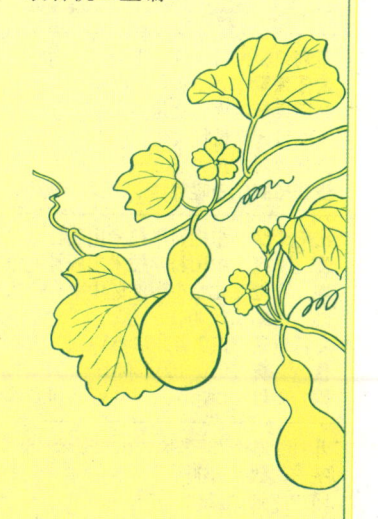

中国科学技术出版社
·北京·

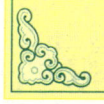

图书在版编目（CIP）数据

居家常用60种保健祛病中药/李玉波,翟志光,袁香桃主编. ——北京：中国科学技术出版社,2025.2
（国医绝学百日通）
ISBN 978-7-5236-0766-4

Ⅰ.①居… Ⅱ.①李…②翟…③袁… Ⅲ.①家庭保健—中药疗法—基本知识②常见病—中药疗法—基本知识 Ⅳ.①R243

中国国家版本馆CIP数据核字（2024）第098692号

| 策划编辑 | 符晓静　李洁　卢紫晔 |
| --- | --- |
| 责任编辑 | 曹小雅　王晓平 |
| 封面设计 | 博悦文化 |
| 正文设计 | 博悦文化 |
| 责任校对 | 焦宁 |
| 责任印制 | 李晓霖 |

| 出　　版 | 中国科学技术出版社 |
| --- | --- |
| 发　　行 | 中国科学技术出版社有限公司 |
| 地　　址 | 北京市海淀区中关村南大街 16 号 |
| 邮　　编 | 100081 |
| 发行电话 | 010-62173865 |
| 传　　真 | 010-62173081 |
| 网　　址 | http：//www.cspbooks.com.cn |

| 开　　本 | 787毫米×1092毫米　1/32 |
| --- | --- |
| 字　　数 | 4100千字 |
| 印　　张 | 123 |
| 版　　次 | 2025 年 2 月第 1 版 |
| 印　　次 | 2025 年 2 月第 1 次印刷 |
| 印　　刷 | 小森印刷（天津）有限公司 |
| 书　　号 | ISBN 978-7-5236-0766-4 / R·3282 |
| 定　　价 | 615.00元（全41册） |

（凡购买本社图书，如有缺页、倒页、脱页者，本社销售中心负责调换）

# 目录

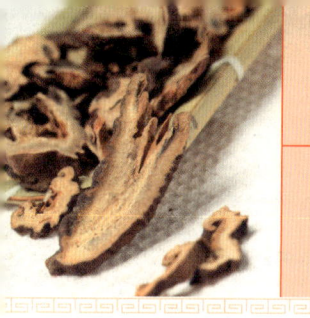

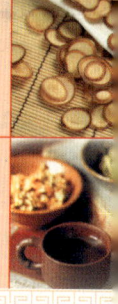

## 第一章 中药，千年不老的养生智慧

认识中药材..................................2
了解药材的"四性五味"..................3
中药的煎煮方法..........................5
择时服中药..................................7
根据体质选择中药......................9

## 第二章 养生祛病必用的60种中药

**补血类中药**..............12
阿胶..............12
当归..............13
何首乌..............15
**补气类中药**..............16
甘草..............16
山药..............17
大枣..............19
黄芪..............21
蜂蜜..............22
**补阳类中药**..............23
鹿茸..............23
淫羊藿..............25

冬虫夏草..............26
杜仲..............27
肉苁蓉..............28
蛤蚧..............29
**补阴类中药**..............30
百合..............30
麦冬..............31
天冬..............32
枸杞子..............33
**止咳平喘类中药**..............35
枇杷叶..............35
杏仁..............37
百部..............39

**化痰类中药**..................40
　桔梗..........................40
　胖大海......................41
　贝母..........................43
**消食类中药**..................44
　鸡内金......................44
　山楂..........................45
　麦芽..........................47
　莱菔子......................49
**安神类中药**..................50
　远志..........................50
　酸枣仁......................51
　合欢皮......................53
**活血化瘀类中药**..........54
　红花..........................54
　川芎..........................55
　益母草......................57
　王不留行..................58
**止血类中药**..................59
　白茅根......................59
　地榆..........................61
**清热解毒类中药**..........62
　连翘..........................62
　金银花......................63
　蒲公英......................65

　板蓝根......................66
　绿豆..........................67
　白花蛇舌草..............68
　穿心莲......................69
**清热凉血类中药**..........70
　赤芍..........................70
　玄参..........................71
　紫草..........................72
**利水消肿类中药**..........73
　茯苓..........................73
　玉米须......................74
　薏米..........................75
**理气类中药**..................77
　橘皮..........................77
　玫瑰花......................78
　佛手..........................79
　檀香..........................80
**祛风湿类中药**..............81
　木瓜..........................81
　五加皮......................82
　路路通......................83
**泻下类中药**..................84
　大黄..........................84
　番泻叶......................85
　芦荟..........................86

## 第三章　用药禁忌大盘点

药食配伍禁忌..............................................88
不同人群的用药禁忌..................................91

## 第一章

# 中药，千年不老的养生智慧

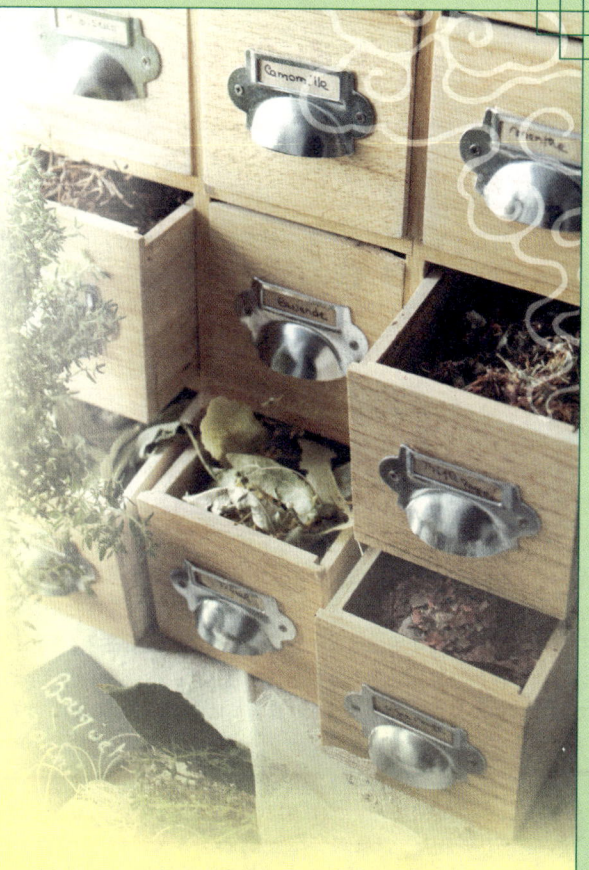

　　很多人对中药并不是十分了解，例如，中药的"四性五味"，煎煮药材的器具和时间，什么时间服药疗效最好，怎样根据自己的体质来选择适合自己的药材。要想发挥好中药的养生祛病功效，我们就要对这些问题有更进一步的了解。

# 认识中药材

## 什么是中药及中药材

中医将用于预防和治疗疾病并具有康复与保健作用的天然药物与加工制品称为中药，而将还没有加工制成中药的称为中药材，自然界中的植物、动物、矿物都是中药材的主要来源，其中又以植物类中药材的数量居多。

## 药材的悠久历史

一般情况下我们都将中药的起源时间从战国时期出现的《黄帝内经》时算起。当然其他医书中也有关于中药起源的各种说法。如西汉刘安所著的《淮南子》中就有"神农尝百草之滋味……"的记载，这也是关于中药起源的一种说法。另外，成书于东汉末年的《神农本草经》中也有比较完整的中药基础理论。在这本书中记载了许多既是中药又是食物的材料，很多我们到现在都一直在使用。到宋代的时候，《经史证类备急本》已经将《神农本草经》的内容具体细化，收录药材超过1700种。而到了明代李时珍的《本草纲目》已经是集大成了。《本草纲目》收录药材近2000种，并有大量的药方。随着中医药的发展，我们现在可以使用的药材已经超过5000种。

## 上品、中品、下品药材解析

上品、中品、下品的说法源自《神农本草经》，书中将365种药材分为上品、中品、下品三种。

**上品120种**：古书中记载当时认为无毒、可久服、多服的药材为上品，如人参、大枣、枸杞子、当归等，一般多具有滋养强壮的功效。

**中品120种**：如沙参、五味子、百合、黄连等，有治疗疾病、补虚的作用，有的有毒，有的无毒，要斟酌使用。

**下品125种**：如巴豆、附子等，专主治病，多有毒，不宜久服。

# 了解药材的"四性五味"

## 什么是"四性"

"四性"是归纳药物作用在人体内发生的反应得来的，即寒、凉、温、热。此外，有些药物的特性不明显，称为平性，不论寒证、热证患者都能使用。如果熟悉了各种药物的药性，就能依据"热者寒之、寒者热之"的原则，来对症治疗各种疾病。

### 四性

| 四性 | 属性 | 常见药材 | 适合体质 | 治病原理 |
| --- | --- | --- | --- | --- |
| 寒 | 阴 | 金银花、大黄、黄檗、黄连、绿豆、百合 | 适合热性体质，或热、实证患者使用 | 具有清热泻火、消除热证的作用 |
| 凉 | 阴 | 菊花、薏米、薄荷、桑葚 | 适合热性体质，或热、实证患者使用 | 具有降火清凉、减轻热证的作用 |
| 温 | 阳 | 杜仲、大枣、黄芪、当归、五味子、人参 | 适合寒性体质，或寒、虚证患者使用 | 具有祛寒、消除寒证的作用 |
| 热 | 阳 | 干姜、肉桂 | 适合寒性体质，或寒、虚证患者使用 | 具有祛寒补虚、健脾和胃、兴奋身体机能的作用 |

## 什么是"五味"

"五味"是辛、甘、酸、苦、咸五种味道，主要是由味觉器官辨别出来的，还包括了淡味与涩味，不过淡味常附于甘味，涩味多附于酸味。中药材的味道十分复杂，有些药材具有两种或两种以上的味道，因此也就有

| 3 |

了多种疗效。

## 五味

| 五味 | 对应脏腑 | 常见药材 | 治病原理 |
|---|---|---|---|
| 辛 | 肺 | 木香、紫苏、肉桂、茴香、干姜 | 可以活血行气、发散风寒，并能促进血液循环与新陈代谢 |
| 甘 | 脾 | 大枣、人参、薏米 | 可以补虚止痛、调和脾胃、缓和药性，并能补养身体 |
| 酸 | 肝 | 乌梅、五味子、五倍子、山楂 | 可以收敛止汗、生津开胃、帮助消化，并能增强肝脏功能 |
| 苦 | 心 | 黄连、杏仁、大黄、黄芩 | 可以清热降火、燥湿泻下、消除烦躁、解毒活血，并有利尿通便的作用 |
| 咸 | 肾 | 决明子、牡蛎、玉米须、芒硝 | 可以软坚散结、润燥通便，并有温补肝肾的功效 |

## "四性五味"的作用

　　了解了药材的"四性五味"之后，人们便可以以此来选择药物，真正达到对症治疗的目的。

　　药材的性味不同，对人体的作用自然也就不相同。一般来说，辛入肺，甘入脾，酸入肝，苦入心，咸入肾。

　　每种药物都有自己的性味，而性与味都各有作用，而性与味的关系又十分密切，所以当选择药材时要把性和味一起考虑，这样才能选到最适合自己的药材。

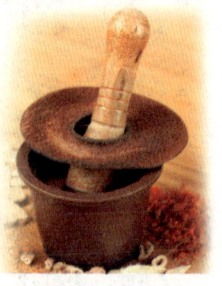

选择药材时要考虑它的性与味

# 中药的煎煮方法

## 煎煮中药首选砂锅

煎煮中药首选砂锅,因为砂锅的材质比较稳定,不会与药物成分发生化学反应,其传热均匀缓和,这也是砂锅自古沿用至今的原因之一。此外,也可选用搪瓷锅、不锈钢锅和玻璃煎器。但是不能用铁锅、铜锅这类器材煎煮中药,主要是因为铁或铜的化学性质不稳定,易氧化,在煎煮药时会与中药中的某些化学成分发生反应而影响药效。

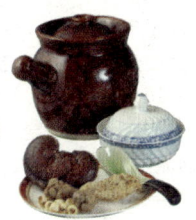

中药煎煮器材

## 煎药如何用水

◎煎药用的水必须无异味,洁净澄清,含矿物质及杂质少。一般可用纯净水或者自来水。
◎用水量为将饮片适当加压后,液面淹没过饮片约2厘米为宜。质地坚硬、黏稠或需久煎的药物加水量可比一般药物略多,质地疏松、煎煮时间较短的药物,则液面淹没药物即可。
◎多数药物宜用冷水浸泡。
◎一般药物可浸泡30分钟左右,以种子、果实为主的药物可浸泡1小时。夏天气温高,浸泡时间不宜过长,以免腐败变质。

## 煎煮火候及时间

火候和时间的控制,主要取决于不同药物的性质和质地,通常解表药及其他芳香性药物,先用大火迅速煮沸,再改用小火煎煮10~15分钟即可;而滋补药则应在煮沸后再用小火煎煮30~40分钟,使有效成分充分溶出;像贝壳及化石等多数矿物药则宜煎煮更长时间。

## 煎煮次数

一般一剂药煎两次,补益药煎三次。因为煎药时药物的有效成分首先溶解在进入药材组织的水液中,然后再扩散到药材外部的水中。

## 入药方法

◎先煎——贝壳、甲壳、化石以及多数矿物药,如牡蛎、磁石等,因其有效成分不易煎出,应先煎30分钟左右再加入其他药同煎。还有一些中药毒性较大,如附子、生半夏、马钱子等,这些药物也应先煎,以减少其毒性,保证用药安全。

◎后下——如薄荷、藏红花、大黄、番泻叶等,入药宜后下,等其他药煎煮完毕再将其放入,煎沸5~10分钟即可。

◎包煎——将某种药用纱布包起来,再和其他药一起煎。车前子、葶苈子、青葙子等,煎药时特别黏腻,如不包煎,容易粘锅,药汁也不容易滤除;蒲黄、海金沙、灶心土等,煎时容易溢出或沉淀,需要包起来煎煮;旋覆花、枇杷叶等,如不包煎,煎煮后不易滤除,服后会刺激咽喉,引起咳嗽、呕吐等副作用。

◎另煎——一些名贵中药,如人参、冬虫夏草、鹿茸等宜单煎或研细冲服,否则易造成浪费。

◎烊化——鹿角胶、阿胶如与其他一般药共煎,需要另放入容器内隔水炖化,或用少量水煮化,再加入其他药物同服。

### 国医小课堂

**根据器材决定煮药膳的时间和方法**

如果是用电饭锅炖煮,可将所有材料一同放入锅中炖煮30~50分钟,时间的长短一般根据食材和药材性质而定;如果用煤气灶炖煮,可先将药材和肉类材料以大火煮开,再以小火煮20~30分钟。

# 择时服中药

中药的疗效除了和药物的质量、是否对症、煎煮方法是否得当有关，还与服药时间有关。治疗的疾病不同，服药的时间也不同。

## 饭前服用的中药

**□化痰止咳平喘药**
◎在饭前服用，祛痰镇咳作用更容易发挥，疗效显著。
◎常见中药：胖大海、桔梗等。
◎常见中成药：川贝枇杷膏、急支糖浆、鲜竹沥口服液、蛇胆川贝散等。

**□驱虫药**
◎在饭前服用，胃中空虚，药物更容易作用到虫体。
◎常见中药：使君子、南瓜子等。
◎常见中成药：化虫丸、乌梅丸等。

**□泻下药**
◎在饭前服用，避免与食物混合导致药物疗效降低。
◎常见中药：大黄、芒硝等。
◎常见中成药：大承气汤、麻子仁丸等。

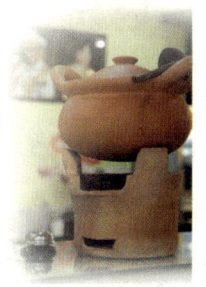

服药的时间很重要

## 饭后服用的中药

**□解表药**
◎在饭后服用，以防出汗过多引起虚脱。
◎常见中药：麻黄、桂枝、荆芥、防风、生姜、薄荷、桑叶、菊花。
◎常见中成药：双黄连口服液、桑菊感冒片、银柴颗粒、板蓝根冲剂等。

**□健胃药**
◎在饭后服用，有利于药物充分接触食物，从而健脾和胃、消食化积。
◎常见中成药：保和丸、健胃消食片、补脾益肠丸等。

## □辛辣刺激性药物
◎在饭后服用，有利于减少对胃黏膜的刺激。
◎常见中药：川椒、干姜、旋覆花、乳香等。

## □清热泻火药
◎在饭后服用，这类药物药性偏寒凉，对胃有一定的刺激，可造成腹胀、不思饮食、腹泻等副作用，饭后服用可减少这些副作用的发生。
◎常见中药：石膏、知母、栀子、黄连、黄蘖、黄芩、龙胆草等。
◎常见中成药：牛黄解毒片、三黄片、黄连上清片、清热解毒口服液。

## □补益药
◎在饭后服用，补益药滋腻碍胃，影响胃肠功能，降低食欲，饭后服用可减少对胃肠的副作用。
◎常见中药：人参、黄芪等。
◎常见中成药：六味地黄丸、补中益气丸、生脉散、左归丸、西洋参口服液、人参系列中成药。

# 睡前服用的中药

## □安神药
◎在睡前30~60分钟服用，有利于提高睡眠质量。
◎常见中成药：甜梦口服液、归脾丸、枣仁胶囊、天王补心丹等。

## □润肠药
◎在睡前服用有利于消除肠胃积滞，使排便更轻松。
◎常见中药：麻仁、郁李仁、蜂蜜、核桃仁、柏子仁等。
◎常见中成药：麻仁润肠丸、济川煎等。

# 不定时服用的中药

治疗急性病、呕吐、惊厥及石淋、咽喉病的药物或须煎汤代茶饮的药物，均可不定时服用。治疗疟疾的药物宜在疟疾发作前的2小时或者半天服用。
◎常见中药：常山。
◎常见中成药：截疟七宝饮。

# 根据体质选择中药

中医所说的体质是指人们受先天、后天因素影响,在生长发育和衰老的过程中,形成的相对稳定的特征。体质往往决定人们身体对致病因素的易感性、疾病过程的倾向性。也就是人们都有自己的体质特点,这种体质特点也就决定了患病、病愈的不同倾向性。下面就重点介绍几种常见体质的选药方法,可供参考。

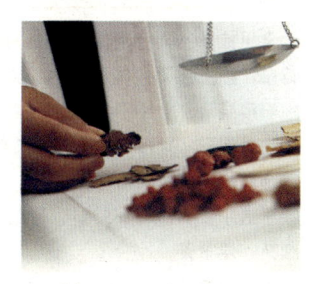

*要根据自己的体质选择药材*

## 气虚体质

◎常见症状:疲乏无力、容易疲倦、多汗、健忘、身体消瘦或者肥胖、舌淡、舌苔白,除上述症状外还可见胃痛、腹胀、呕吐、恶心、食欲不振、气虚等症状。
◎常见症形:脾气虚、心气虚、肺气虚。
◎选药原则:补气。
◎可选中药:人参、白术、黄芪、党参、山药、太子参、白扁豆、西洋参、大枣、甘草。
◎可选中成药:四君子丸(脾气虚体质者)、参苓白术散(脾气虚体质者)、玉屏风散(肺气虚体质者)。

## 血虚体质

◎常见症状:面色苍白或萎黄、口唇淡白、容易失眠、舌淡白常见症型肝血虚。除上述血虚体质常见症状外,还可见眩晕耳鸣、视物模糊、肢体麻木、女子月经不调或闭经等。
◎常见症形:肝血虚、心血虚。

◎可选中药：当归、熟地黄、白芍、何首乌、阿胶。
◎可选中成药：当归补血口服液(心血虚体质者)。

### 阳虚体质

◎常见症状：面色淡白、怕冷、喜暖、手脚不温、大便偏稀、易出汗、舌苔白，除上述阳虚体质常见症状外，还可见腰膝酸软冷痛、下肢怕冷、男性阳痿早泄、女性不孕及白带增多等症。
◎常见症形：肾阳虚、脾阳虚、心阳虚。
◎选药原则：补阳祛寒。
◎可选中药：鹿茸、蛤蚧、冬虫夏草、补骨脂、杜仲、肉苁蓉、菟丝子、续断、淫羊藿。
◎可选中成药：金匮肾气丸(肾阳虚体质者)、全鹿丸(肾阳虚体质者)、右归丸(肾阳虚体质者)、理中丸(脾阳虚体质者)。

### 阴虚体质

◎常见症状：身体消瘦、下午面色潮红、口干咽燥、手脚心热、睡眠较少、大便偏干、小便发黄、喜欢冷饮、舌体颜色发红、舌苔较少。
◎常见症形：肾阴虚、肝阴虚、心阴虚、肺阴虚。
◎选药原则：滋阴清热。
◎可选中药：女贞子、山茱萸、五味子、旱莲草、麦冬、天冬、玉竹、枸杞子、桑葚、龟板、北沙参、南沙参、黄精。
◎可选中成药：六味地黄丸(肾阴虚体质者)、一贯煎(肝阴虚体质者)、天王补心丹(心阴虚体质者)、百合固金丸(肺阴虚体质者)。

### 阳盛体质

◎常见症状：身体壮实、面红、声高气粗、小便黄、大便臭、喜冷怕热。
◎选药原则：清热、泻火、解毒。
◎可选中药：黄连、黄芩、大黄、石膏、知母。
◎可选中成药：牛黄解毒丸、黄连上清片。

# 第二章 养生祛病必用的0种中药

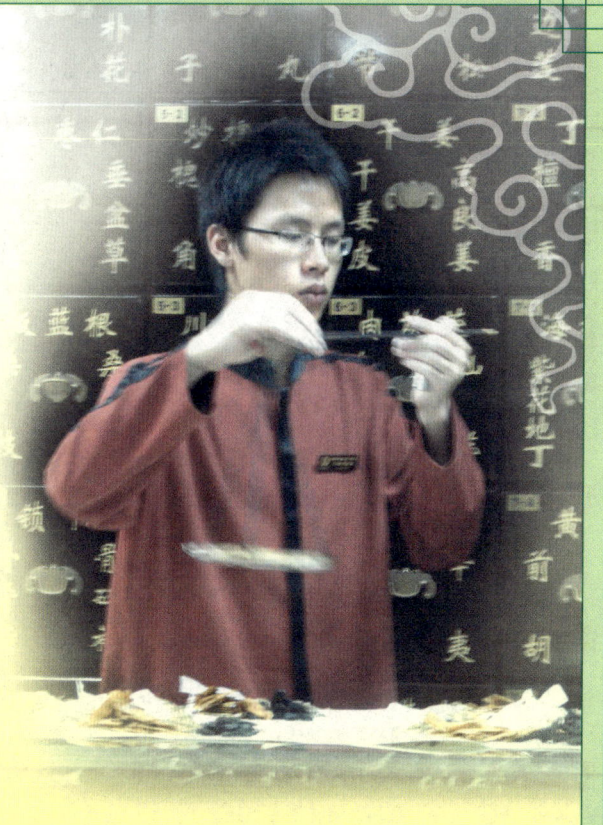

根据药效的不同，中药被分成了补血药、补气药、补阳药、止咳平喘药、化痰药、消食药等16大类。在本章中，每一大类都选择了极具代表性的药材进行了详细阐述，以便于读者在选择药材时有更强的针对性。

国医绝学百日通

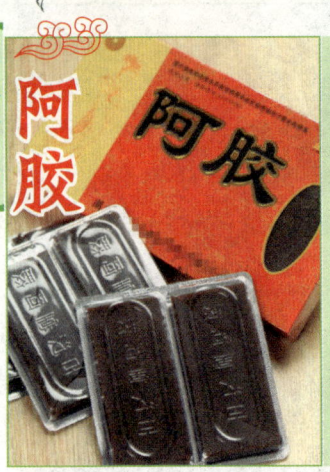

补血类中药

# 阿胶

【滋阴润肺 补血圣品】

**性味归经** 性平,味甘;归肺、肝、肾经。

**功效** 阿胶有补血滋阴、补肺润燥、益气止血、化痰定喘、止血安胎等功效。阿胶能生血,加速血液中血红蛋白的生长,有抗休克、止血的作用,还能促进钙吸收,预防及缓解骨质疏松。此外,阿胶对于各种癌症引起的虚劳羸弱、咳嗽咯血、大便下血也有疗效。

## 【临床主治】
◎用于治疗血虚引起的面色发黄、头晕眼花、心慌等。
◎用于治疗吐血、便血、咳血、崩漏、妊娠尿血等多种出血症。
◎用于治疗妊娠期胎动不安、先兆流产、习惯性流产等。

## 【用法用量】
阿胶内服前须经过烊化(熔化),可将阿胶、酒、水一起放入锅中隔水加热,或把阿胶放入煎好的药汁中,利用药汁的热度,让它完全熔化在药汁中,以便服用;也可将阿胶制成丸、散使用。

## 【注意事项】
◎本品滋腻,消化不良,大便稀薄者慎用。
◎进服新鲜阿胶会出现火气亢盛及各种中毒症状。

## 【养生药膳】

### 〈阿胶蒸鸡〉
【材料】阿胶20克,鸡肉块150克,桂圆肉15克,去核大枣5枚,姜、盐、料酒各适量,香油少许。
【做法】将上述食材放在一起蒸熟后加少许香油即可。
健康便条:本品适用于血虚眩晕、心慌、崩漏、月经量过多、妊娠下血。

# 当归

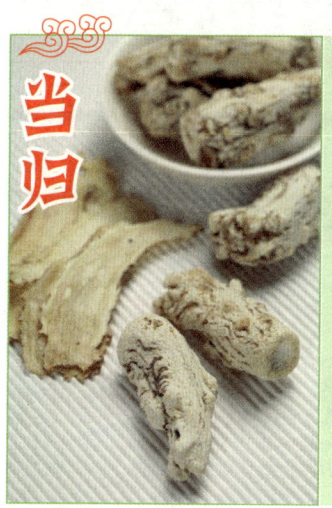

**【补血之良药 妇科之佳品】**

**性味归经** 性温，味甘、辛；归肝、心、脾经。

**功效** 当归的滋补效力尤佳，它不仅能防治贫血、改善血液循环、增加冠状动脉血流量、预防心肌缺血、缓解动脉粥样硬化、调理月经不调，还能保护肝脏。另外，当归还能刺激细胞增生、活化皮肤细胞、抵抗衰老，令人面色红润有光泽。爱美的女性朋友可用当归来达到美容及保健效果。

## 【临床主治】

◎用于治疗血虚或血虚兼血瘀引起的女性月经不调、痛经、闭经等症。
◎用于治疗血虚引起的面色发黄、头晕眼花、心慌失眠等症。
◎用于治疗血虚便秘等症。

## 【用法用量】

当归以内服居多，可煎煮成药汤服用。常用量为6~12克。

## 【注意事项】

大便稀薄或腹泻者慎用，女性崩漏者慎用。

## 国医小课堂

从古至今，当归皆被视为"妇科调经补血之圣药"。当归的疗效会随着使用部位的不同及煎煮时间长短的不同而有所差异。例如，当归的头部主要作用是补血；身则长于行血；整个当归可用来当作补血活血的要药。而当归的煎煮时间长达50分钟左右时，主要作用是增强子宫收缩，而煎煮的时间稍短则主要用于治疗子宫弛缓。

## 养生药膳

### 当归羊肉汤

**【材料】** 当归15克，羊肉200克，生姜适量。

**【做法】** 1.将当归与羊肉分别处理干净，备用。2.将当归、羊肉与生姜一同放入锅中，加入适量清水，煮熟后喝汤食肉即可。

健康便条：本品可补虚温中、活血祛寒，适用于血虚寒凝引起的月经不调、四肢不温、产后腹痛及习惯性流产、风寒感冒等。

### 当归参鸡汤

**【材料】** 母鸡1只，当归、党参各15克，葱、姜、盐各少许。

**【做法】** 1.将母鸡宰杀、清洗干净，备用。2.将鸡放入锅中，加入当归、党参、葱、姜、适量清水，煮汤，待鸡肉熟烂后，加入盐调味，喝汤食肉即可。

健康便条：此汤适用于女性血虚引起的面色发黄、头晕眼花、心慌失眠、月经不调、产后体虚等症。

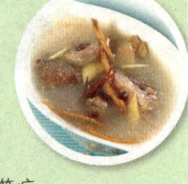

## 单方独味

### 治疗带状疱疹

取当归适量，研成细粉末，按年龄大小每次以温开水冲服0.5～1克，每日3次。一般用药1～2日能止痛，带状疱疹一般在服药3日后部分枯萎，不再发生新疹，6～7日后可痊愈。

### 治疗急性乳腺炎

取当归60克，用清水600毫升煎煮3次，煎为200毫升，每日服用4次，每隔6小时服50毫升，一般早期治疗用药一昼夜症状可消失。

## 聪明选购秘诀

**色泽**／外表为浅黄棕色

**气味**／有浓厚的芳香气味，略带甜味

**大小**／呈马尾状，长10～25厘米

**价格**／中等价位

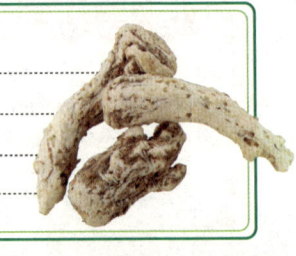

# 何首乌

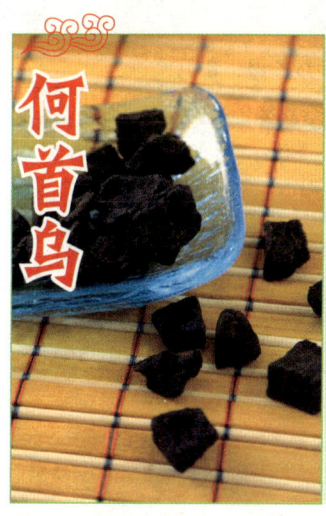

【补而不腻 温而不燥 滋补佳品】

**性味归经** 性微温，味甘、涩；归肝、肾经。

**功效** 何首乌具有益精血、补肝肾、解毒、润肠通便的作用。其中所含的卵磷脂等营养成分，对抑制胆固醇在内脏处沉积、改善动脉粥样硬化、防止脂类物质在血管中沉积、抵抗机体衰老等有非常好的作用。另外，何首乌的护发作用也不能忽视，它能起到减缓白发生长、防止脱发及头屑过多、头皮瘙痒等问题，对因烫发、染发引起的发质变硬、头发易断、枯黄等也有较好的作用。

## 【临床主治】
◎用于治疗血虚引起的头晕眼花、健忘失眠、疲劳乏力以及便秘等问题。
◎用于治疗肝肾精血亏虚引起的耳鸣、须发早白、腰酸遗精等症。
◎用于治疗皮肤瘙痒、痈疽（皮肤浅表脓肿）等症。

## 【用法用量】
何首乌以内服居多，煎煮成药汤内服时，一般用量为9～15克。

## 【注意事项】
◎在服用何首乌的同时，应注意忌食猪肉、羊肉及萝卜、葱、蒜等。
◎大便稀薄或腹泻者不宜服用。

## 【养生药膳】

### 〈何首乌汤〉
【材料】何首乌60克，鸡蛋2个。
【做法】①将何首乌用冷水浸泡15分钟。②将鸡蛋、何首乌放入清水中煎煮，待鸡蛋煮熟后，剥去外皮，再放回锅中，续煮3分钟，即可吃蛋喝汤。该品每日服用1次。
**健康便条：** 本品适用于血虚体弱、未老先衰、脱发、遗精等。

## 补气类中药

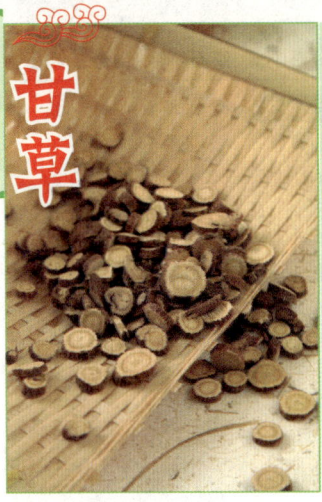

# 甘草

### 【诸药之调合者】

**性味归经** 性平，味甘；归心、肺、脾、胃经。

**功效** 甘草有补脾益气，清热解毒，润肺止咳的作用，能止痛，调和药性。甘草常与其他药材搭配，有止咳清热、祛痰解毒、调和诸药毒性与烈性等功效。甘草可抑制胃液分泌，有抗癌、抗菌、抗过敏、修复溃疡、抗肝损伤、强心、镇痛及抗惊厥等作用，对因突然紧张而造成的疼痛、胃痉挛尤其有效。

### 【临床主治】

◎用于治疗心气不足引起的心慌、心律不齐等症。
◎用于治疗咳嗽气喘，痰多或无痰等症。
◎治疗热毒疮疡引起的咽喉肿痛等。
◎用于化解药物、农药、食物及蛇毒。

### 【用法用量】

甘草可内服、可外用，一般内服常以2～10克用量加水煎煮，而外用是将甘草研成细末，煎成水汤后淋洗患部，或和其他药材掺匀使用。

### 【注意事项】

◎甘草易助湿壅气，湿盛胸腹胀满及呕吐者忌用。
◎甘草不宜与甘遂、大戟、芫花、海藻、水杨酸衍生物以及降血糖药同用。

### 〈养生药膳〉

〈甘草苹果茶〉

【材料】甘草10克，香菜5克，苹果1个，蜂蜜适量。
【做法】将甘草、香菜、苹果用小火煎煮，再加适量蜂蜜即可。

# 山药

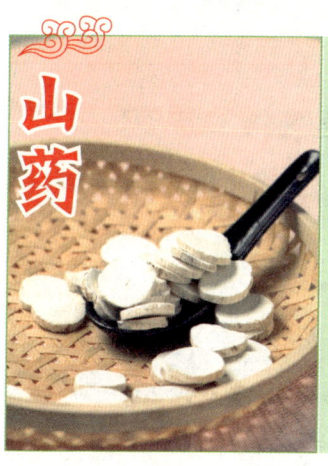

**【健脑、明目、聪耳之佳品】**

**性味归经** 性平，味甘；归脾、肺、肾经。

**功效** 山药有益气养阴，补脾、肺、肾的作用。山药可入菜也可当成药材，它还有健胃、强筋骨、止泻痢、滋养强壮、生津止渴的功效。山药中富含多种氨基酸、蛋白质和多种人体所需的微量元素，而新鲜山药中还含有多糖蛋白成分的黏液质、消化酶等，可预防心血管脂肪沉积，帮助肠胃消化吸收，并有营养滋补之效。

## 【临床主治】

◎用于治疗脾胃虚弱引起的食少、乏力、大便稀薄、女性带下等症。
◎用于治疗肺肾虚弱引起的咳喘气短、无痰或痰少而黏、女性带下清稀等症。
◎用于治疗消渴（糖尿病）属阴虚或气阴两虚者。
◎用于治疗肾阴虚引起的腰膝酸软、头晕盗汗等症。

## 【用法用量】

山药性质平和，一般每天可以10～30克的用量入汤、菜，量多则可达120克，若以研末服用，每次可用6～10克。

## 【注意事项】

◎内有积滞或湿盛者不宜单独服用，应酌情配伍理气药或燥湿药。
◎有实热、实邪者忌用。

## 国医小课堂

山药的药用部位为根茎，须霜降后才能采挖，切去根头除去外皮及须根，泡透切厚片，干燥既得生山药，或用麸皮拌炒干燥的山药片至淡黄色，再去麸皮，即为炒山药。

## 养生药膳

### 山药羊肉汤

**【材料】** 新鲜山药50克,羊肉150克,盐适量。

**【做法】** 将这三种材料一起熬成汤。

**健康便条：** 此汤可补虚损,温肾阳,健脾胃,益精气。适用于脾虚泄泻、虚劳咳嗽、消化不良、遗精、带下、小便数频等症。

### 人参山药汤

**【材料】** 人参10克,山药75克,大枣10枚,猪瘦肉50克,盐适量。

**【做法】** 1.水煎人参留汁。2.将山药、大枣和猪瘦肉一起放入锅中,加入适量清水,用大火煮沸,然后改用小火再煮15分钟,加入人参汁和盐稍煮,即成。

**健康便条：** 每日早晨空腹食用。适用于气虚面色暗黄、皮肤干燥等。

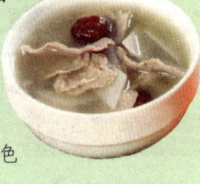

## 单方独味

### 治疗婴儿泄泻

取山药适量,研成粉末,每次取20克,加适量水调匀,煮沸成稀糊状,加白糖3克,日服4～5次,每次取4～6羹匙。若泄泻严重,可在医生指导下适当加量。

### 治肺结核高热

取山药120克,加清水600毫升,煎至200毫升,频饮,服用7～10日。

## 聪明选购秘诀

**色泽** / 生山药片椭圆形,外表洁白；炒山药为淡黄色

**大小** / 薯块完整,长10～20厘米、须根少,不腐烂,同体积者以愈重愈好

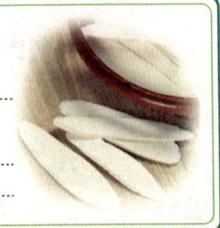

**横切面** / 断面白色,具粉质

# 大枣

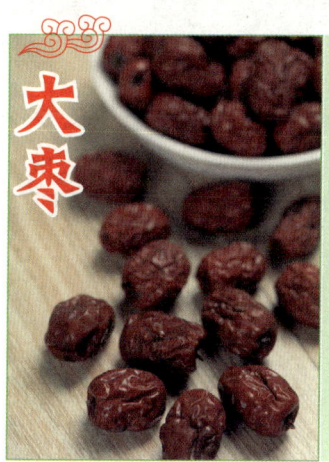

【天然维生素丸】

**性味归经** 性温，味甘，归脾、胃经。

**功效** 大枣有补气健脾，养血安神，缓和药性，补中益气、助阴补血的功效。大枣含丰富的维生素C及微量元素钙、磷、铁等成分，能使血中含氧量增加，对中枢神经有镇静作用，并能保护肝脏、抗癌、增强体力，可以说是温和的强壮剂。此外，大枣还可缓和具有毒性的中药，以降低其副作用。

## 【临床主治】

◎用于治疗中气不足及脾胃虚弱引起的体倦、乏力、食少等症。
◎用于治疗血虚引起的面黄、头晕、眼花、女性月经量少及色淡等症。
◎用于治疗心虚肝郁引起的精神恍惚、睡眠不佳、神志失常等症。

## 【用法用量】

一般用大枣来补血补气，以10～30克煎服，或以3～10枚煎服。

## 【注意事项】

◎大枣易助湿滞气、生痰蕴热，故有实热、湿盛、滞气等症者不宜用。
◎鲜枣进食过多可引起腹泻。
◎大枣不宜与葱同用，会导致脾胃不和。

## 国医小课堂

大枣为鼠李科落叶灌木或小乔木枣的成熟果实，以营养丰富、口感香甜赢得人们的喜爱。大枣即可当零食食用又是一种十分廉价且药效显著的中药。大枣在入药时，最好将其撕开后，再进行煎煮，这样能促使大枣中的药性成分充分释放出来。

## 养生药膳

### 大枣全虾粥
【材料】去核大枣20枚,全虾(不去头及外壳)50克,韭菜10克,大米100克。
【做法】1. 将全虾洗净切段。2. 将韭菜洗净切段,去核大枣洗净,三者与大米同入锅中煮成粥。分为早晚食用。
健康便条:本品适用于腰膝酸软、性欲减退、遗精阳痿等症。

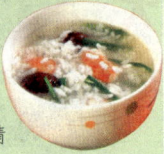

### 芹菜大枣汤
【材料】芹菜200克,大枣30枚。
【做法】将芹菜和大枣分别处理干净,水煎30分钟,喝汤、食芹菜及大枣。
健康便条:本品适用于高血压、高脂血症及冠心病的辅助治疗。低血压者不宜饮用。

### 大枣粟米粥
【材料】大枣20枚,粟米100克。
【做法】1. 将大枣清洗干净,去核;粟米淘洗干净。2. 锅置火上,放入适量清水,将粟米、大枣放入锅中,先用旺火煮沸后,再改用小火煮至成粥。
健康便条:本品适合产妇食用,有利于身体恢复。

## 单方独味

### 治疗非血小板减少性紫癜
每次吃洗净生红枣10枚,每日3次,等到紫癜消退之后仍然要服用,数天后停止服用。

## 聪明选购秘诀

**色泽**/看起来油润、色红

**横切面**/外表皮薄,果肉松软如海绵,而中间果核小,两端尖、硬

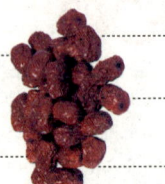

**大小**/饱满肉厚,长2.5~3厘米

**味道**/糖分高、味道香甜

**价格**/中低价位

# 黄芪

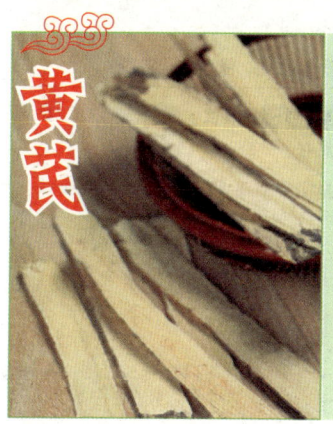

**【补脾气之良药 治疮家之圣药】**

**性味归经** 性微温，味甘，归脾、肺经。

**功效** 黄芪有补气升阳、益卫固表、敛疮生肌、利水消肿、增强免疫力、预防感冒、强心的功效，还有扩张血管的作用，可促进血液循环。此外还能利尿、保护肝脏，对气血不通者可补气、通气，气行则血行，血气自然就通畅。

## 【临床主治】

◎用于治疗脾气虚引起的气短乏力、食欲不振、大便稀薄等症。
◎用于治疗肺气虚引起的气短咳嗽、痰多稀白等症。
◎用于治疗体虚多汗、表虚自汗等症。
◎用于治疗气血不足引起的疮疡成脓且日久不溃或溃后久不收口等症。
◎用于治疗气虚水肿、小便不利、尿少等症。

## 【用法用量】

黄芪一般用来内服，煎煮成药汤服，常用量为9~15克，大剂量可用到60克，也可做丸、散或熬膏使用。

## 【注意事项】

疮疡初起或溃后热毒盛、胸闷、消化不良等症；内有积滞、表实邪盛或阴虚阳亢者不宜用。

## 〈养生药膳〉

### 〈黄芪鲤鱼汤〉

【材料】黄芪30克，鲤鱼500克，盐少许。
【做法】二者隔水炖熟，喝汤食鱼。
健康便签：此汤具有开胃健脾、消水肿、利小便、益气活血的功效，适用于乏力、消瘦、产后体虚、营养不良性水肿、肾炎浮肿等症。

# 蜂蜜

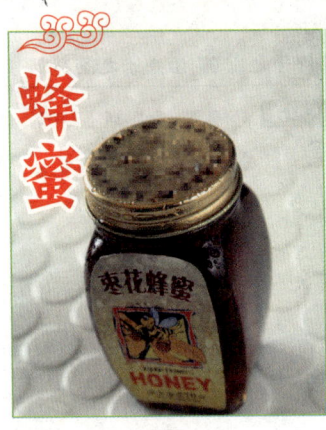

【营养上品 保健佳品】

**性味归经** 性温，味甘；归肺、脾、大肠经。

**功效** 蜂蜜有补中缓急，润肺止咳，解毒，通便的作用。蜂蜜是一种营养丰富的天然滋养食品，也是常用的滋补品之一。据分析，蜂蜜含有与人体血清浓度相近的多种无机盐、维生素及多种有机酸和有益人体健康的微量元素，对人体非常有益，被誉为"保健佳品"。

## 【临床主治】

◎用于治疗脾胃虚寒引起的腹痛、食少等症。
◎用于治疗肺虚燥咳或咽干口燥等症。
◎用于治疗肠燥便秘。
◎外敷用于治疗疮疡不敛、水火烫伤等。
◎用于治疗失眠、醉酒，还可用于美容护肤等。

## 【用法用量】

服用蜂蜜的方法多种多样，最好的方法是早晚服用，每次用量为15~25克，温开水冲服，一般在饭前1~1.5小时或饭后2~3小时服用比较适宜。

## 【注意事项】

◎蜂蜜具有腐蚀性，不宜用铁器盛装，否则铁、锌等离子会进入蜂蜜。
◎湿热痰滞、大便稀薄或腹泻者应慎用。
◎蜂蜜与葱不可同用，食之可能出现不良反应。

## 〖单方独味〗

### 〈治疗乌头中毒〉

取蜂蜜50~160克，用微温开水冲服。呕吐频繁者可频频少服，待呕止后可顿服。

补阳类中药

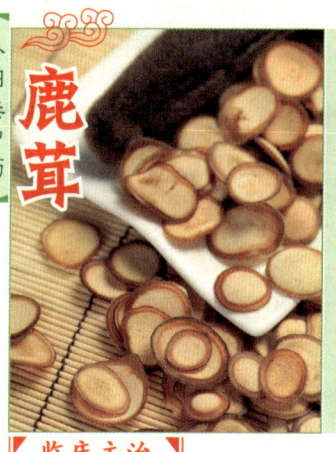

# 鹿茸

【补肾强壮之上乘佳品】

**性味归经** 性温，味甘、咸；归肝、肾经。

**功效** 鹿茸有补肾阳、益精血、强筋骨、调冲任、敛疮毒的作用。因为能补肝肾精血，所以有强筋骨的作用。此外，对阳虚精血不足引起的冲任失调，带脉不固的崩漏带下，可以起到调冲任、固带脉作用。又对阴疽久溃不敛，脓出清稀者，有温补内托的功效。

## 【临床主治】

◎用于治疗肾阳不足及精血亏虚引起的阳痿、筋骨乏力、头晕耳鸣等症。
◎用于治疗血虚重证兼阳气衰微引起的消瘦体弱或贫血等症。
◎用于治疗精血不足引起的小儿发育不良。
◎用于治疗溃疡创口、化脓性感染的创伤等。

## 【用法用量】

鹿茸片用于炖服时，每次的用量为1～4克；而直接含服鹿茸片的用量则为0.5～1克。鹿茸的服食时间并无严格的要求。

## 【注意事项】

◎凡发热、风寒外感、阴虚阳亢或阳盛身体壮实者忌用，高血压患者不宜用。
◎在服鹿茸时若出现口干、流鼻血、目赤、心跳加速等现象，应停止服用。

## 国医小课堂

鹿茸的药用部位为梅花鹿或雄马鹿头上未骨化密生茸毛的幼角，一般在夏秋季收取。鹿茸用沸水略烫，晾干，去毛，灌入白酒，干燥后切片即为鹿茸片，研成粉即为鹿茸粉。

## 养生药膳

### 鹿茸炖鱼肚

**【材料】** 鱼肚15克（用水泡发），鹿茸1小片，料酒1盅，红糖适量。

**【做法】** 将上述食材放在一起，小火炖熟即可。喝汤食鱼肚。鹿茸片，可再炖一次后嚼食。

**健康便条：** 本品适用于肾阳虚衰引起的阳痿、遗精、早泄、不育等症。

### 鹿茸什锦粥

**【材料】** 鹿茸片1.5克，水发海参20克，大虾10克，水发干贝、火腿各5克，盐、料酒、水发口蘑、冬笋、味精、水淀粉、鸡油各适量。

**【做法】** 1.把海参、大虾洗净切丁，余烫，沥干；火腿、冬笋、口蘑切丁。2.锅内放适量清水，加入盐、料酒，放入大虾、海参、干贝、火腿、口蘑、冬笋，烧开，放入味精、鹿茸片，用水淀粉勾芡，淋上鸡油即可食用。

## 单方独味

### 治疗出血性紫癜

取鹿茸10克，加凉白开、白酒或黄酒各半共约80毫升炖化，每日分两次服。

### 通乳汁

取鹿茸片适量研为粉末，每次服3克，以热黄酒冲服。

### 治疗冻伤已溃

取鹿茸适量研为极细末，干擦或用香油调敷患处。每日2～3次，一般用药2～5日可痊愈。

## 聪明选购秘诀

**表面**／表面密生红黄或棕黄色细茸毛，皮茸紧贴，不易剥离

**断面**／切断面呈棕紫色，无蜂窝状细孔，偶有圆点

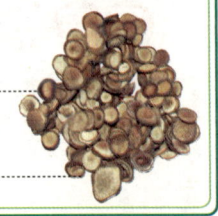

# 淫羊藿

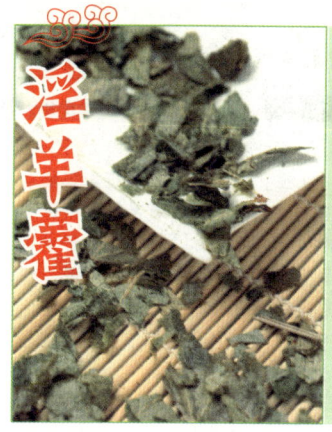

## 【助肾阳、祛风湿之良药】

**性味归经** 性温，味辛、甘；归肝、肾经。

**功效** 淫羊藿有补肾壮阳，祛风除湿，止咳平喘的作用。因为淫羊藿内含黄酮类物质、苷等成分，所以有补肾助阳、祛风湿的功效。且淫羊藿能增加心脑血管的血流量，对心血管与内分泌系统也有很好的保健作用，还能滋养强身、延缓衰老。

## 【临床主治】

◎用于治疗肾阳虚衰引起的腰膝酸软、夜尿频多、阳痿遗精、宫冷不孕等症。
◎用于治疗肝肾不足引起的四肢冷痹、痉挛抽搐等症。
◎用于治疗风寒湿邪侵袭入人体引起的肢体麻木、四肢痹痛等症。
◎用于治疗肾阳虚引起的喘咳或更年期高血压。

## 【用法用量】

淫羊藿多为内服，可煎煮成药汤服用，常用量10～15克。

## 【注意事项】

◎淫羊藿壮阳助火，实热证及阴虚火旺者不宜服用。
◎临床应用时应酌情配伍滋阴药，切勿耗伤肾阴。
◎性欲亢进者不宜食用。

## 〈养生药膳〉

### 〈淫羊藿羊肉汤〉

【材料】淫羊藿10克，仙茅5克，盐、羊肉片、桂圆肉各适量。
【做法】把淫羊藿、仙茅用纱布包好，同羊肉片、桂圆肉放入锅中，加水，大火煮沸后，再改用小火煮3小时，加盐适量，喝汤食肉。
**健康便条**：本品适用于男子更年期肾阳虚引起的性欲淡漠、面目或四肢水肿、烘热汗出、汗后恶寒、食少、尿频等症。

# 冬虫夏草

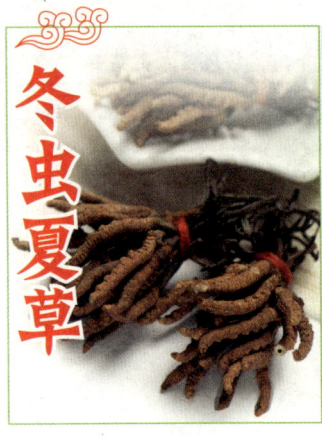

## 【平补阴阳 治虚圣药】

**性味归经**　性平，味甘；归肺、肾经。

**功效**　冬虫夏草可益肾壮阳，补肺平喘，止血化痰，改善肾脏机能。它含虫草素、核酸、必需氨基酸等成分，能增强免疫力与体力，能帮助修复肾小管上皮细胞，还能降低胆固醇、增加冠状动脉血流量、延缓衰老、消除疲劳。此外，它还有扩张支气管、增强肾上腺素的功效。

## 【临床主治】

◎用于治疗肾阳虚衰引起的腰膝酸软、性功能障碍、耳鸣耳聋等症。
◎用于治疗肺虚或肺肾两虚引起的久咳或咳痰咯血等症。
◎用于治疗病后体虚不复或阳虚自汗、怕冷等症。
◎各类肿瘤、呼吸道疾病、循环系统疾病、泌尿系统疾病及糖尿病患者都可根据具体病症酌情服用冬虫夏草。

## 【用法用量】

冬虫夏草以内服居多，可煎煮成药汤服用，一般用量3～15克。

## 【注意事项】

◎阴虚火旺证、温热证、化脓性感染者不宜服用。
◎有表邪者（如风寒感冒、风热感冒或发热等）慎用。

## 〈养生药膳〉

### 〈虫草鸭〉

【材料】冬虫夏草5枚，老公鸭1只，酱油、料酒各适量。
【做法】将冬虫夏草放入洗净的鸭中，以线扎好，加酱油、料酒蒸烂即可。
**健康便条**：本品可改善肺肾俱虚、腰痛乏力。适用于头晕眼花、耳鸣耳聋、腰膝酸痛、失眠烦躁、手足心热等症。也适用于乙型病毒性肝炎、糖尿病、红斑狼疮等疾病的辅助治疗。

# 杜仲

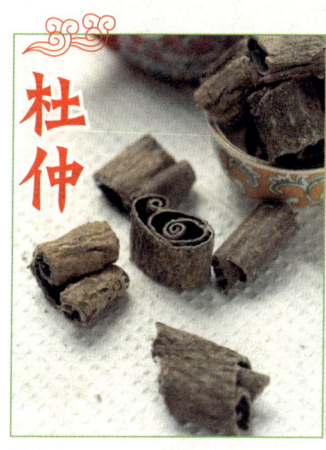

【强筋健骨 中国宝树】

**性味归经** 性温，味甘；归肝、肾经。

**功效** 杜仲是常用的补阳壮阳药材，具有补肝肾、强筋骨的作用，同时可以改善肝肾不足引起的腰膝酸软。杜仲可以兴奋副交感神经，能用来扩张血管、降低血压，减少吸收食物所含的胆固醇，并且具有镇痛、利尿，以及抑制子宫收缩的作用。

## 【临床主治】

◎用于治疗肝肾不足引起的腰膝酸软、下肢痿软、阳痿等症。
◎用于治疗肝肾亏虚引起的妊娠下血、胎动不安或习惯性流产等症。
◎此外，杜仲能降低血压，对于早期高血压有头晕目眩症状的患者具有一定的效果。

## 【用法用量】

杜仲可煎煮成药汤服用，一般用量为10～15克。杜仲有生杜仲、炒杜仲两种。生杜仲多用来安胎、治疗风湿；炒杜仲多用来补健肝肾、强壮筋骨；也有人将切细的杜仲配上蒸馏酒，制成药酒，日常饮用有消除疲劳、滋养保健的作用。

## 【注意事项】

杜仲具有温补的特性，因此阴虚火旺的人不宜服用。

## 〈养生药膳〉

〈杜仲羊肉粥〉

【材料】杜仲10克，肉苁蓉7.5克，粳米25克，羊肉50克，葱、姜、盐各适量。
【做法】①将杜仲、肉苁蓉水煎，去渣取汁。②将羊肉放入药汁中煮熟，再放入粳米，投入葱、姜、盐调味，每日2次。

# 肉苁蓉

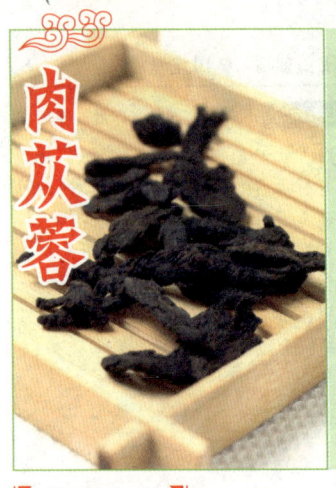

**【沙漠人参 和缓补肾】**

**性味归经** 性温，味甘、咸；归肾、大肠经。

**功效** 肉苁蓉有补肾阳、益精血、润肠通便的作用。肉苁蓉可以温腰膝、止血。肉苁蓉质地油润，可用于老年人或女性产后气血虚弱、津液不足导致的肠燥便秘，具有滋养强身、加快病后疗愈复原的作用，也可作抗衰老、抗癌的药物使用，许多保健药品中都添加了肉苁蓉的萃取物。

## 【临床主治】
◎用于治疗肾阳虚引起的筋骨痿软、腰膝酸软、阳痿不育、宫冷不孕等症。
◎用于治疗老年人肾阳不足及精血亏虚引起的便秘。

## 【用法用量】
肉苁蓉多为内服，煎煮成药汤服用，一般用量为10～20克，有生用、酒用两种用法。每日小量服用，具有滋补的作用。

## 【注意事项】
◎大便稀薄者忌用。
◎阳强易举者忌用。
◎服用期间忌饮茶。

## 〈养生药膳〉

**〈山药苁蓉羊肉羹〉**

【材料】新鲜肉苁蓉150克，山药50克，羊肉100克，鸡精、盐各适量。

【做法】①将新鲜肉苁蓉去鳞，用酒洗净。②将洗净的肉苁蓉与山药、羊肉一起煮成羹，再加入适量的盐和鸡精调味即可。

**健康便条**：本品适用于肾阳虚及精血少引起的腰痛、肢冷、阳痿等症。

# 蛤蚧

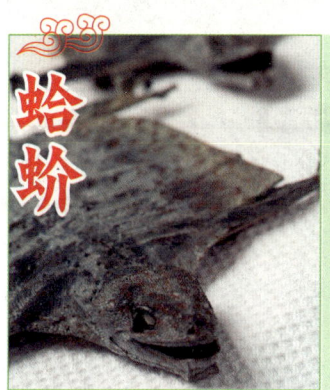

**【补肺益肾、定喘助阳之良药】**

**性味归经** 性平，味咸；归肺、肾经。

**功效** 中医认为蛤蚧能补肾阳，益精血，补肺气，定喘嗽。可单用酒泡服也可制成丸、散和其他药物配伍服用。蛤蚧能平喘、消炎、降血糖，特别是它的尾部，有激素样作用，也就是说能促进性欲。

## 临床主治

◎用于治疗肺肾两虚引起的虚喘、虚劳肺痿、咯血等症。
◎用于治疗肾阳不足及精血亏虚引起的阳痿早泄等症。

## 用法用量

内服，煎汤，3～6克。

## 注意事项

◎蛤蚧易发生霉蛀，并易脱尾巴，要置于通风干燥处。还可放入一些花椒、樟脑、吴茱萸或荜澄茄（具有温中散寒，行气止痛功效的中药）等防蛀，若有虫蛀，可用火炕处理，但不能用硫黄熏，以免失去功效。
◎阳虚火旺、风寒或实热咳喘者忌用。
◎不宜与藜芦及其制剂同用。
◎蛤蚧忌与田螺同食。

## 养生药膳

### 蛤蚧瘦肉煲

**【材料】** 干蛤蚧2个，猪瘦肉100克，川贝10克，盐、姜片各适量。
**【做法】** ①把干蛤蚧洗净，温水浸约5小时，入沸水汆烫后捞出切块。②川贝温水浸约30分钟。③蛤蚧放入沸水锅中煲约20分钟，再放入猪瘦肉块、川贝和姜片煲约1小时至熟，放盐调味即可食用。
**健康便条：** 本品适用于小儿哮喘、咳嗽等症。

补阴类中药

# 百合

【治咳嗽不止之要药】

**性味归经** 性微寒，味甘，归肺、心经。

**功效** 百合有养阴润肺，清心安神的作用。是常用的补阴药材，有滋补营养、促进睡眠的效用。百合能止咳平喘，能增强呼吸道的排泄功能，达到祛痰的作用。自百合鳞茎中提炼出的生物碱，还有一定的抗癌作用。

## 【临床主治】

◎用于治疗肺虚引起的干咳无痰或咳嗽日久、痰中带血等症。
◎用于治疗热病后余热未清引起的心烦、口燥、小便短赤等症。
◎用于治疗阳虚内热引起的心烦失眠、神经衰弱等症。
◎用于治疗疮肿不溃等症。

## 【用法用量】

百合多为内服，可煎煮成药汤服用，一般用量为9～15克，大剂量可用到30克。

## 【注意事项】

◎风寒咳嗽、脾胃虚寒型大便稀薄者忌用。
◎有长期轻微腹泻的寒性体质者忌用。

## 《养生药膳》

〈 百合薏米粥 〉

【材料】干百合、薏米各60克，粳米50克。
【做法】将三者放在一起煮粥，每日分中、晚2次服用。
健康便条：本品适宜作为痛风病人的主食连服，症状改善后仍须坚持，每周至少1次，预防痛风复发。

# 麦冬

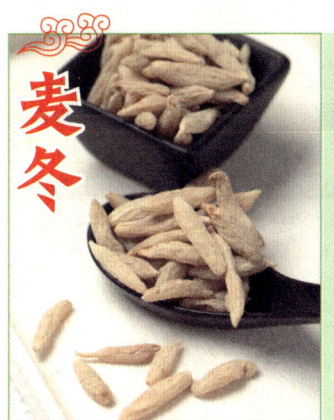

【治胃阴亏虚之佳品】

**性味归经** 性微寒，味甘、微苦；归脾、胃、心经。

**功效** 麦冬有养阴润肺，益胃生津，清心除烦，润肠通便的作用。麦冬能降血糖、降低血压、软化血管，并能抑制浮肿、抑菌、提高机体免疫力、促进胰岛细胞功能。

## 【临床主治】

◎用于治疗肺阴虚引起的干咳痰黏或无痰，甚至痰中带血等症。
◎用于治疗胃阴亏虚引起的咽干口渴、大便干燥等症。
◎用于治疗内热伤阴引起的消渴（糖尿病）等症。
◎近代临床也用来治疗冠心病、肺结核、慢性支气管炎、更年期综合征等。

## 【用法用量】

麦冬以内服为主，常以6～24克煎煮成药汤服用。

## 【注意事项】

◎风寒感冒、痰湿咳嗽或脾胃虚寒泄泻者忌用，用麦冬可引起的过敏表现为恶心、呕吐、心慌、烦躁、全身红斑、瘙痒等。
◎麦冬应放置于阴凉干燥、不会受潮的地方保存。

## 〈养生药膳〉

〈麦冬饺〉

【材料】猪肉500克，竹笋、麦冬各50克（切碎），蛋清、盐、鸡精、白糖各适量。

【做法】竹笋用水泡涨，切碎；猪肉剁碎。在猪肉末中加入竹笋末、麦冬，再加入蛋清、盐、鸡精、植物油、白糖等混匀做馅，包饺子。

健康便笺：本品具有滋阴润肺、清心除烦、化痰的神奇功效。

# 天冬

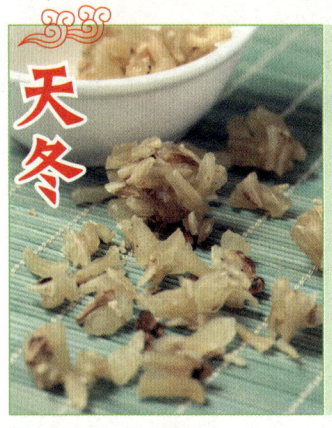

**【润肌悦颜 健身延年】**

**性味归经** 性大寒，味甘、苦；归肺、肾经。

**功效** 天冬具有滋阴润燥、清热化痰、润肺止咳、润肠通便的功效。天冬能止咳、祛痰，并有抑菌的作用。

## 【临床主治】

◎适用于阴虚肺热引起的燥咳、干咳无痰、痰少而黏或痰中带血等症。
◎用于治疗肾阴不足及阴虚火旺引起的潮热盗汗、消渴、遗精、便秘等症。
◎用于治疗虚火上炎引起的咽喉肿痛等症。
◎天冬的应用复方，也可用来治疗肿瘤、调整免疫机能，并能减少化疗、放疗的毒副作用。

## 【用法用量】

天冬以内服居多，煎煮成药汤服用时，用量为6~15克。

## 【注意事项】

◎脾胃虚寒腹泻或外感风寒咳嗽者忌用。
◎保存天冬时，应将其放置于阴凉干燥的通风处，可预防药材发霉及走油。

## 《单方独味》

### 〈治疗子宫出血〉

取连皮生天冬根9~15克(鲜品30克)，加清水250毫升煎为100毫升内服。红糖为药引。煎时勿用金属器皿。一般服药1~3日即可痊愈。亦可用生天冬15~30克，每日1剂，加清水250毫升煎为100毫升内服，服用的时候用红糖作为药引，效果显著。情况严重者可向医生咨询用量。

# 枸杞子

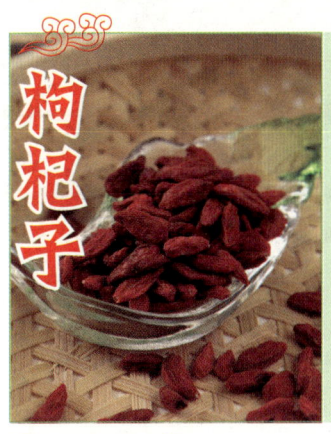

**【补肝肾之佳品 抗衰老之良药】**

**性味归经** 性平，味甘；归肝、肾、肺经。

**功效** 枸杞子有滋肾润肺，补肝明目的作用。它能够滋补肝肾、养血、增强人体免疫力。此外，枸杞子能够保肝、降血糖、软化血管、降低血液中的胆固醇、降甘油三酯。常吃枸杞子可以美容，这是因为枸杞子可以提高皮肤吸收养分的能力。另外，还能起到美白作用。

## 【临床主治】

◎用于治疗肝肾阴虚引起的腰膝酸软、头晕目眩、目昏多泪等症。
◎用于治疗肝肾不足、阴血亏虚引起的面色暗黄、须发早白、失眠多梦等症。
◎用于治疗肺阴虚引起的虚劳咳嗽等症。
◎用于治疗阴虚内热引起的消渴症。

## 【用法用量】

一般来说，健康的成年人每天吃20克左右的枸杞子比较合适。

## 【注意事项】

◎脾胃虚弱、大便稀薄者不宜多食，脾虚有湿及腹泻者忌用。
◎感冒、发热和消化不良者应暂时停用。
◎性情过于急躁，或患有高血压者不宜服用。
◎保存枸杞子时，应将其放置于阴凉干燥处收藏，也可存放于冰箱内。

## 国医小课堂

选购时应注意，如果枸杞子的红色太过鲜亮，可能被硫黄熏制过，品质已受到严重破坏，药用作用大大降低。

## 养生药膳

### 枸杞子炒肉丝
**【材料】** 猪瘦肉500克，竹笋、枸杞子各100克，盐、糖、酱油、料酒、鸡精各适量。
**【做法】** 将猪瘦肉、竹笋分别洗净切丝，加盐、糖、酱油、料酒、鸡精稍炒，再加入枸杞子炒熟即可。
健康便条：本品适用于体虚乏力、肾虚、视物模糊等症。

### 枸杞子粥
**【材料】** 枸杞子30克，决明子25克，粳米100克。
**【做法】** 将上述食材放在一起煮成粥，每日1~2次。
健康便条：本品能滋阴补肾，明目健身。

## 单方独味

### 治疗男性不育症
取枸杞子15克，每晚嚼细后咽下，连服，1个月为1个疗程。一般用药1~2个疗程，精液常规检查转为正常，再服用1个疗程以巩固。

### 治疗慢性萎缩性胃炎
取枸杞子适量，洗净，烘干打碎，用瓶子或铁罐装好。每日用20克分早晚两次空腹嚼服，一般宜饭前半小时服用。2个月为1个疗程。服用时应停服其他中西药物。一般1~2个疗程可获良好效果。

### 治疗视物昏蒙
取枸杞子适量，用清水洗净、晾干，捣烂取汁，每日点滴眼眶里3~5次。一般用药3~6日见效。

## 聪明选购秘诀

**大小** / 长1~1.5厘米，直径3~5毫米
**质地** / 内质柔软滋润，常皱缩
**色泽** / 表面呈鲜红或深红色，略有光泽
**横切面** / 果实含种子，呈土黄色扁状肾形

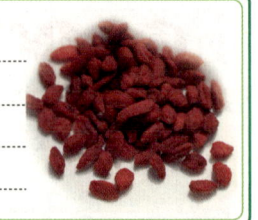

## 枇杷叶

*止咳平喘类中药*

【清热、化痰、止咳之常用药】

**性味归经** 性平，味苦；归肺、胃经。

**功效** 枇杷叶能清肺止咳，有清凉下气、和胃降逆、利尿止渴的作用，由于含有苦杏仁苷、单宁酸、苷等成分，所以有抗菌、抑制流感病毒、镇痛、驱除蛔虫的效果。

### 【临床主治】

◎用于治疗肺热引起的咳嗽、咯痰黄稠、口苦咽干等症。
◎用于治疗胃热引起的呕吐。

### 【用法用量】

枇杷叶可内服也可外用，其中以内服居多，而煎煮成药汤服用时，常用量为10～15克。枇杷叶也常加入砂糖熬煮成枇杷叶膏，适用肺热咳嗽、口燥烦渴，每次可用一汤匙，以开水冲服。外用时，用煎煮过、冷却的药汤淋洗患部，可治疗湿疹、痱子。

### 【注意事项】

◎枇杷叶苦降，因此胃寒呕吐、风寒咳嗽者不宜用。
◎大量服用新鲜枇杷叶会引起中毒，导致肌力正常时出现运动的协调障碍。

### 国医小课堂

枇杷的药用部位为叶，全年均可采收。化痰止咳宜用蜜炙枇杷叶，和胃降逆宜用生枇杷叶。将枇杷叶制酒，沾湿冷敷于跌打损伤的患部，有消肿、缓解疼痛的作用。

## 养生药膳

### 枇杷叶绿豆粥

【材料】枇杷叶15克,玫瑰花10克,绿豆、海带各30克,红糖适量。

【做法】①把枇杷叶用纱布包好,与绿豆、海带同煮15分钟。②加入玫瑰花和适量红糖,稍煮即可。喝汤吃海带和绿豆。

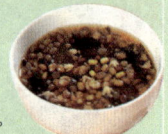

## 单方独味

### 治疗蛲虫病

取枇杷叶适量,刷去背毛洗净,加水煮沸1小时,将药液浓缩过滤,每200毫升药液含生药100克。儿童每于睡前及次晨空腹时各服药液100毫升,连续服用15日。

### 治疗肩周痛

取鲜枇杷叶适量,烤热后外敷患处,每日2次,一般治疗1月余,即可缓解或痊愈。

### 治疗前列腺肥大症

取枇杷叶10片左右,切细,用布袋装好,再放些焙过的盐,放在肛门和睾丸之间,蒸熏约30分钟,效果十分显著。

### 治疗梅核气

取枇杷叶30克刷去绒毛,用水洗净,切丝晒干。第一次加清水200毫升,煎至100毫升,滤汁;再加水160毫升,煎至100毫升,滤汁,与第一次汁混合,分2次早晚饮用。效果颇佳。

## 聪明选购秘诀

**大小**/完整叶片呈长椭圆形,叶端缩尖,有羽状网脉,质脆

**色泽**/上表面为灰绿或黄棕色,有光泽,下表面密生黄棕色茸毛

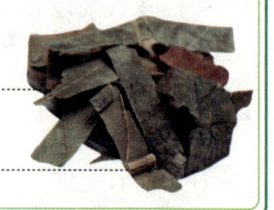

# 杏仁

## 【肺病咳喘之要药】

**性味归经** 性微温，味苦；归肺、大肠经。

**功效** 杏仁有止咳平喘，润肠通便的作用。杏仁所含的苦杏仁苷（甜杏仁也含少量的苦杏仁苷）有镇静人体呼吸中枢，止咳平喘的作用。另外，杏仁富含不饱和脂肪酸和维生素E，有助于控制、降低血液中的胆固醇含量，能抗氧化，可预防心脏病、糖尿病。

## 【临床主治】

◎用于治疗多种类型的咳喘症。

◎用于治疗肠胃燥热或肠液亏虚引起的便秘。

◎杏仁霜几乎没有通便作用，可用于大便稀薄而咳喘者；炒杏仁可用于体虚脾胃虚弱而咳喘者。

## 【用法用量】

杏仁多为内服，通常不用单味，多与其他药材煎煮成药汤内服，一般用量为3～10克。

## 【注意事项】

◎杏仁有微毒，所含成分苦杏仁苷水解会生成氢氰酸，适量使用可治疗疾病，过量服用则会中毒。

◎婴儿、阴虚劳嗽者慎用。

## 国医小课堂

杏仁是止咳平喘的常用药材，常搭配川贝、桑叶、菊花、沙参等药材使用，多用来治疗感冒咳嗽、支气管炎、急性咽喉炎、气喘、痰多等症。

## 养生药膳

### 杏仁粥
**【材料】** 杏仁5克,粳米50克,冰糖适量。
**【做法】** 将上述食材放在一起煮粥。
**健康便签:** 适用于老年人咳喘。服用期间,饮食不宜过饱,需清淡,忌食油腻、辛辣(辣椒、大蒜、洋葱等)的食物,不宜饮用浓茶、咖啡、酒、可乐等。

### 萝卜杏仁牛肺汤
**【材料】** 萝卜500克,杏仁15克,牛肺250克,姜汁、料酒各适量。
**【做法】** 1. 将萝卜切成块,杏仁去皮尖。2. 牛肺用沸水氽烫后加姜汁、料酒用大火炒,加适量清水,将上述材料同煮,冬、春季每周2~3次。
**健康便签:** 适用于肺虚咳喘、慢性支气管炎等症。

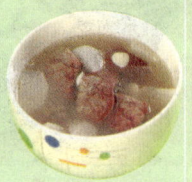

## 单方独味

### 治疗小儿脓疱病
取适量杏仁,烧炭,研末,加香油调成稀糊状敷患处。

### 治疗粉刺痤疮
取杏仁数枚,放入口里嚼烂如泥,洗净脸后用嚼烂后的药泥擦脸数次后会显效。

### 治疗肺结核及气管炎
取杏仁15克,加入白胡椒5克,干燥后研为细末,于1日内分3次以温开水冲服。

## 聪明选购秘诀

**色泽/** 外皮薄,为红棕色或深棕色,从基部开始有向上扩散的脉纹,具两片大形白色子叶

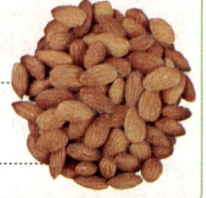

**横切面/** 断面通常不太平坦,呈现黄、红棕色,有颗粒、放射状纹理和明显横纹

# 百部

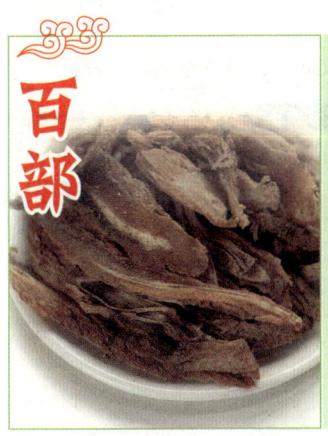

**【治肺痨、咳嗽之要药】**

**性味归经** 性平,味甘、苦;归肺经。

**功效** 百部能够润肺止咳,杀虫灭虱,是治疗肺痨、咳嗽的首选药物。《名医别录》有记载,百部"微温,有小毒,主治咳喘上气"。

## 【临床主治】

◎用于治疗新久咳嗽、寒热咳嗽、老年咳喘、百日咳、肺结核等,尤善治疗久咳虚嗽。

◎用于治疗蛲虫病等寄生虫病。

◎外用治疗头虱、体虱、皮肤疥癣、湿疹、阴痒等。

◎也可治小儿形瘦腹大、消化不良、苔积蛔虫病。

## 【用法用量】

内服:煎汤,3~9克;浸酒或入丸、散。外用:煎水洗或研末调敷。

## 【注意事项】

◎忌过量服用百部,否则会引起呼吸中枢麻痹。

◎百部易伤胃、滑肠,脾虚大便稀薄者忌用。

◎热嗽、水亏火炎者禁服。

## 【养生药膳】

### 〈百部粥〉

**【材料】** 百部10克,粳米30克,蜂蜜适量。

**【做法】** ①百部水煎,过滤留汁。②锅中加入粳米、百部汁,煮粥,熟后加入蜂蜜适量。每日2次,温服。

健康便条:适用于百日咳。

## 化痰类中药

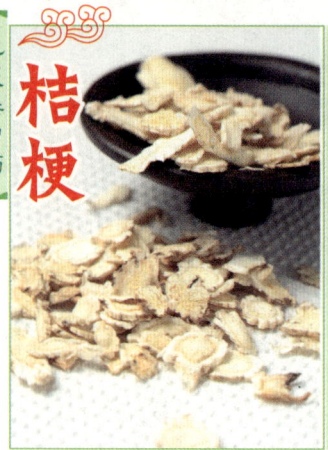

## 桔梗

【化痰、止咳、平喘之要药】

**性味归经**　性平，味苦、辛；归肺经。

**功效**　桔梗有宣肺、祛痰、利咽、排脓、开提肺气的作用。它含有菊糖、桔梗酸等成分，常用来治疗咳嗽、咯血、肺脓肿等疾病。桔梗还有抗炎、抗溃疡、降血压、扩张血管、镇静、镇痛解热、降血糖、促进胆酸分泌、抗过敏等作用。

### 【临床主治】

◎用于治疗咳嗽痰多，寒、热均可用之。
◎用于治疗肺痈引起的发热、咳吐脓血、痰黄腥臭等症。
◎用于治疗胸闷不畅、咽喉肿痛、音哑等症。
◎用于治疗下痢、里急后重、小便不利等症。

### 【用法用量】

桔梗多为内服，煎煮成药汤服用，一般用量为3～10克。但若用量过大，易引起恶心呕吐，甚至四肢出汗、心烦无力。

### 【注意事项】

◎阳虚久咳及有咳血倾向者不宜用。
◎桔梗不宜与猪肉同食。

### 〈养生药膳〉

**〈桔梗猪腰汤〉**

【材料】猪腰1个，甜桔梗、党参各30克，大豆芽150克，盐、料酒各适量。
【做法】①将猪腰切片，用盐、料酒拌匀，大火煮沸，再加入大豆芽。
②改用小火煮15分钟，再加入甜桔梗、党参，小火煮15分钟。
**健康便笺**：适用于咳喘、短气、口渴欲饮或常觉口干而多饮者。

# 胖大海

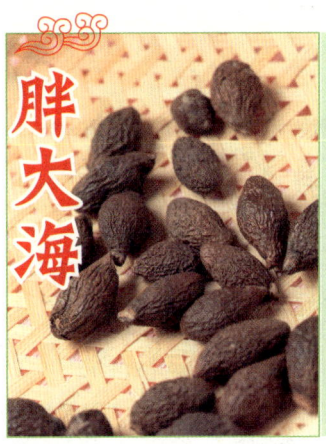

**【喉科常用药】**

**性味归经** 性寒，味甘，归肺、大肠经。

**功效** 胖大海有清宣肺气，润肠通便，利咽解毒的作用。因为含有胖大海素，所以有收缩血管平滑肌的作用，能改善黏膜炎症、减轻痉挛性疼痛，能清凉消炎、镇咳化痰。它还具有促进肠道蠕动及导泻的功能，对燥热便秘的患者有润肠通便的作用。另外，胖大海的外皮、软壳与果仁的萃取物也具有镇痛功效。

## 【临床主治】

◎用于治疗痰热咳嗽、肺热声嘶、咽喉肿痛、目赤牙痛（如急性咽炎、扁桃体炎）等。尤其对于风热引起的咳嗽、痰黄脓稠、口渴咽痛等症疗效较佳。
◎用于治疗热结肠胃引起的大便干燥秘结、小便短黄、面赤身热、口苦口臭等。
◎用于治疗骨蒸内热、吐血、衄血、痔疮漏管。
◎用于治疗风火牙疼、虫积下食、三焦火证。

## 【用法用量】

胖大海一般用量为3~5枚，煎服或浸泡饮用。

## 【注意事项】

◎脾胃虚寒者及风寒感冒引起的咳嗽、咽喉肿痛、肺阴虚咳嗽等症不宜用。
◎老年人秋季便秘、失声应慎用。
◎病好即停，切勿将胖大海当茶饮用。

## 国医小课堂

胖大海常与苦桔梗、甘草、薄荷、麦冬等药材配合使用，主要用来治疗因为肺热引起的痰热咳嗽、声音嘶哑、咽喉疼痛等症状。

## 单方独味

### 治疗婴幼儿大便不通
取胖大海3枚，倒入约150毫升的沸水冲泡15分钟，等到胖大海完全泡发之后，每次饮服少量，但要坚持多次饮用，一般饮服1日即可大便通畅。效果非常显著。

### 治疗急性扁桃体炎
取胖大海4~8枚，用沸水冲的同时用盖子盖严，待水温降后慢慢呷服，隔4小时后，再按同样的方法再服用1次。连续用药1周，疗效颇佳。

### 治疗咽炎
取胖大海3~4枚，沸水泡开后，可以加少量的白糖，待其发大后，分次频频含服，一般饮1~2日，咽炎可愈。

### 治疗咽喉肿痛
每天取胖大海2~4个，沸水浸泡，每日服用1~3次，直到治愈。用于肺热声哑、咽喉疼痛、咳嗽、燥热便秘。对于急性扁桃体炎只有一定的辅助疗效。

## 聪明选购秘诀

**大小** / 外形椭圆似橄榄形，长2~3厘米，直径1~1.7厘米

**色泽** / 外表为暗棕色或深黄棕色，外层皮薄易脱落，有不规则皱纹，手摇无声响

**味道** / 没有气味，久嚼有黏性

**横切面** / 内种皮为红棕色至棕黑色，前端有一黄白色的圆斑，剥去内种皮后，胚乳肥厚，呈暗棕色或灰棕色

**价格** / 低价位

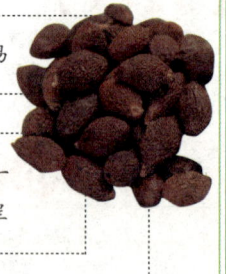

# 贝母

**【化痰、止咳之佳品】**

**性味归经** 性寒，味甘、苦；归肺、心经。

**功效** 川贝母清热化痰，润肺止咳，散结消肿；浙贝母清热化痰，散结消肿。在临床应用中主要以浙贝母和川贝母为主。

## 【临床主治】

◎用于治疗咳嗽。
◎用于治疗瘰疬、乳痈、肺痈等症。

## 【用法用量】

浙贝母最常用的方法为用水煎服，3~10克，每日1次。此外，将川贝母研成粉末服用也是不错的选择，每日1次，每次1~2克。

## 【注意事项】

◎无论是川贝母还是浙贝母都不宜与乌头类药物同用。
◎川贝母和浙贝母都不宜用于寒痰、湿痰的治疗。
◎对于以咳嗽、咳痰不利、舌苔红为主要表现的风热咳嗽患者，既可选择川贝母，又可选择浙贝母。

## 〈养生药膳〉

### 〈贝母萝卜粥〉

**【材料】** 粳米30克，川贝母（研末）3克，鲜萝卜25克，盐适量。
**【做法】** 1.用大火将粳米煮沸，再加入川贝母和鲜萝卜。2.改用小火煮粥，然后加入盐即可。早、晚餐时服用。
**健康便条：** 适用于肺脾气虚引起的久咳痰少、气短乏力等。

消食类中药

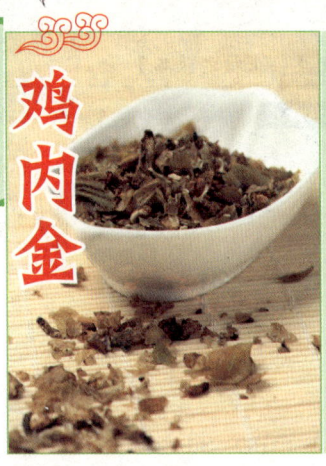

# 鸡内金

【广泛用于谷、肉等各种食积】

**性味归经** 性平，味甘；归脾、胃、小肠、膀胱经。

**功效** 鸡内金有运脾消食，固精止遗，化坚消石的作用。鸡内金就是鸡的胃内膜，因为皮韧又为金黄色，所以称为鸡内金。它能消食积、止遗尿、化结石，常用于消化不良、反胃呕吐。鸡内金内含胃激素、氨基酸、淀粉等，所以能促进胃腺分泌，提高胃液的分泌量、酸度和消化力，促进胃部运动，加快排空速度。

## 【临床主治】
◎用于治疗米、面、薯、芋、肉等引起的食积不化、小儿疳积等症。
◎用于治疗遗精、遗尿等症。
◎用于治疗尿路结石、胆结石等症。

## 【用法用量】
鸡内金内服、外用均可，但以内服居多，常煎煮成药汤服用，常用量为6～15克。

## 【注意事项】
◎脾虚无积者慎用。
◎研末服用比水煎服用效果好。
◎保存鸡内金时，应将其放置于干燥处。

### 〈养生药膳〉

〈鸡内金橘皮粥〉

【材料】鸡内金10克，干橘皮6克，糯米50克。
【做法】鸡内金、干橘皮同研成细末，用小火先煎半小时，加入糯米煮成稠粥。每日分2次空腹食用。
健康便笺：本品适用于胆结石患者。

# 山楂

**【消食化积、行气散瘀之要药】**

**性味归经** 性微温,味酸、甘;归脾、胃、肝经。

**功效** 消食化积、行气散瘀。山楂自古以来就是健胃整肠、消食积、活血化瘀的良药。山楂含钙、胡萝卜素、黄酮类物质以及多种有机酸,如熊果酸、酒石酸等,不仅能散瘀化痰、行气活血,还具有舒张血管、收缩子宫、调节心肌、保护气管、抗癌抑菌的作用。

## 【临床主治】

◎促进消化,用于油腻肉食引起的食积。
◎用于治疗产后瘀阻腹痛、恶露不尽、血瘀、闭经痛经等。
◎用于治疗疝气或睾丸偏坠疼痛。

## 【用法用量】

山楂可单味使用,或与其他食材、药材搭配以提高食疗效果,一般以6~12克的用量煎服,最大用量为30克。

## 【注意事项】

脾胃虚弱者慎用。

## 国医小课堂

山楂药用部位为野山楂或山楂的成熟果实。采收时切片,干燥,或直接干燥生用;或用小火炒至颜色变深,即为炒山楂;或用小火炒至表面焦褐色,即为焦山楂。炮制方法不同,作用便不同,如散瘀止痛用生品,消食化积服炒品等。山楂属蔷薇科落叶灌木或小乔木植物,主产于浙江、江苏、安徽、湖北、贵州、河南、广东及东北三省等地。

## 养生药膳

### 山楂绿豆汤
【材料】山楂10克,绿豆30克,厚朴花6克,葱、盐、鸡精各适量。
【做法】1.用温水将山楂和绿豆泡软,水煮。2.然后再加入厚朴花,小火稍煮,加入盐、鸡精、葱各适量即可食用。

### 山楂煲肉丝
【材料】山楂10克,猪后腿肉丝200克,葱段3个,姜片10个,葱、花椒粉、盐、梅子醋各适量。
【做法】1.将山楂洗净放入锅中煮约10分钟出味。2.放入猪后腿肉丝、葱段、姜片,拌入盐、花椒粉、梅子醋。3.再放入葱末拌匀即可食用。
健康便条:适用于体虚无力、脂肪聚积等症。

## 单方独味

### 治疗肾盂肾炎
每日以生山楂100克,冷水煎沸15~20分钟,共煮3次,每次服500毫升(成年人量),儿童用166~250毫升,14日为1个疗程。

### 治瘢痕
取山楂适量,研粉,调入黄酒外敷瘢痕处。每日1~3次,敷至痊愈,此法对手术瘢痕、疮疖瘢痕效果尤佳。

### 治疗产后瘀滞腹痛
取山楂30~50克置锅里炒焦后,加清水250毫升煎为100毫升,冲入红糖,在盖碗中浸泡片刻,分早、晚2次口服。

## 聪明选购秘诀

**色泽**/以外表深红色,有皱褶及光泽,并布有灰白斑点,基部有果柄残迹者为佳。切片以色红、肉厚、质坚、压成饼片状为佳
**横切面**/横切片的果肉是深黄色到浅棕色,切面有5~6粒淡黄色种子,质软

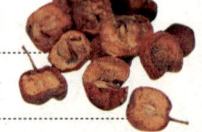

# 麦芽

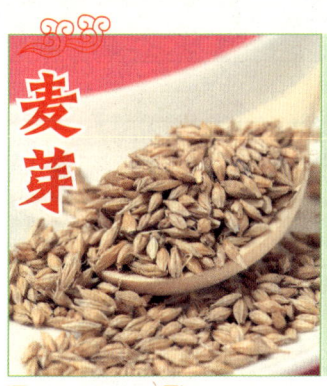

**【善于消化米面食积】**

**性味归经** 性温，味甘，归脾、胃经。

**功效** 麦芽具有回乳、通乳、健脾、开胃、行气消积的功能，能够帮助胃气上行而资脾健运，使浊气下降而除胀宽肠；也可以消导淀粉类饮食造成的肥胖，常与谷芽同用。对女性来说，还有回乳(停止分泌乳汁)的作用。

## 【临床主治】

◎用于治疗米、面、薯、芋等食物积滞不消、腹胀、脾虚食少等症。

◎用于治疗女性乳汁郁结、乳房胀痛等症，助回乳。

◎可以改善宿食不化、胸腹胀满、呕吐泄泻、食欲不振的症状，对小儿乳食不化、吐乳等也有很好的疗效。

## 【用法用量】

麦芽多用于内服，煎服时可以10～15克用量煎煮成药汤服用。若用于回乳，则用量为30～50克。

## 【注意事项】

◎由于麦芽兼有下气的作用，所以过量服用或长期大剂量服用，会导致脾胃虚弱。

◎授乳期不宜服用麦芽。

◎痰火哮喘者及孕妇忌服。

## 国医小课堂

麦芽的煎制方式不同功效也不同，若用小火将麦芽炒至发黄，则其性较温和，偏用于治疗胃寒。用麦麸炒则能生运脾气，健脾消食。用大火炒至焦黄色后为焦麦芽，对止泻有非常好的作用。

## 养生药膳

### 麦芽牛肚汤

**【材料】** 牛肚500克,生麦芽100克,党参、山药、茯苓各50克,陈皮、八角、茴香各6克,生姜、大枣(去核)、盐、鸡精各适量。

**【做法】** 1. 将牛肚清洗干净,切块,放入锅中加入适量清水,小火炖煮30分钟。2. 加入生麦芽、党参、山药、茯苓、陈皮、八角、茴香、生姜、大枣,用小火炖煮2个小时,加入盐、鸡精调味即可。

<u>健康便条</u>:本品适用于食欲不振、倦怠乏力等症。

### 麦芽红豆粥

**【材料】** 麦芽100克,红小豆60克,大米适量。

**【做法】** 将以上几种食材煮粥食用。

<u>健康便条</u>:本品具有利水消肿的功效。

## 单方独味

### 治疗浅部真菌感染

取麦芽40克,加入75%乙醇100毫升,置室温下浸泡1周,每日早晚各1次,外用涂擦患处,一般用药4周即可。

### 治疗乳溢症

取麦芽100~200克,加清水250毫升小火煎,每日分3~4次服。

### 治疗产后乳胀

取麦芽适量,用小火慢炒至金黄色,研为药末,每次25克,以温开水冲服,每日2次。一般用药3日见效果,宜用药至症状消失。

## 聪明选购秘诀

**色泽**/果皮淡黄色,种皮薄而难分离,背面有长椭圆形胚,为淡黄白色

**大小**/长1~1.5厘米,直径3~4毫米,上端有约3厘米长的幼芽

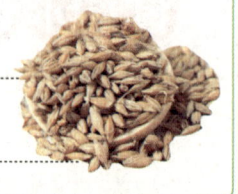

# 莱菔子

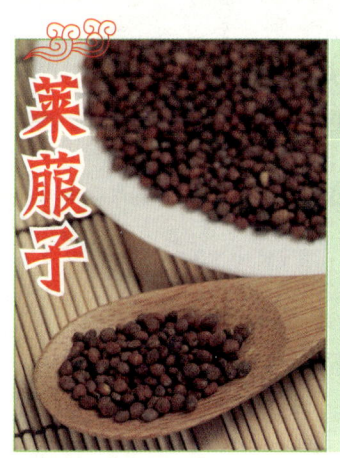

【消食兼降气】

**性味归经** 性平，味辛、甘；归脾、胃、肺经。

**功效** 莱菔子有消食除胀，降气化痰的功效。莱菔子是健脾益胃的常用药，多用于胃胀、痰多等症。莱菔子具有兴奋消化道腺体分泌、利尿、利胆的作用，对葡萄球菌、大肠杆菌也有抑制效果。

## 【 临床主治 】

◎用于治疗食积不化兼脾胃气滞引起的腹胀、腹满、腹泻。
◎用于治疗痰壅气喘、咳嗽兼食积等症。
◎醋研外敷可消肿毒。
◎祛痰止咳的作用显著，还能降气化痰。

## 【 用法用量 】

莱菔子以内用居多，常煎煮成药汤服用，常用量为4.5～9克；若要用于治疗便秘，则可增加剂量至30克。

## 【 注意事项 】

◎莱菔子易耗气，无食积、痰滞、气血虚弱等症者忌用。
◎不宜与人参同用。
◎据研究显示，生莱菔子有轻微毒性，能引起恶心等症状，故宜用炒莱菔子，并打碎先煎。

## 《 单方独味 》

### 〈 治疗大便秘结 〉

取莱菔子适量，用小火慢炒至黄色。成年人每次口服30克，小儿酌减。一般服药后2～6小时自行排出软便，且无副作用发生。

## 安神类中药

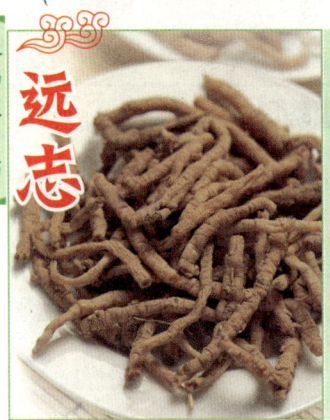

# 远志

### 【安神祛痰 增强记忆力】

**性味归经** 性微温,味辛、苦;归肺、心经。

**功效** 远志具有宁心安神,祛痰开窍,消痈肿的作用。远志善宣泄通达,既能开心气而宁心安神,又能通肾气而强志不忘,是交通心肾、安定神志、益智强识的佳品。

## 【临床主治】

◎用于治疗心神不安、惊悸、失眠、遗精、健忘等症。
◎用于治疗痰阻心窍引起的神志恍惚、痰多不爽等症。
◎用于治疗寒凝气滞及痰湿阻络引起的痈疽疮肿、乳房肿痛等症。
◎远志能利心窍,逐痰涎,可以用来治痰阻心窍所致的癫痫抽搐、惊风发狂等症。

## 【用法用量】

煎服,3~9克。外用适量。化痰止咳宜炙用。

## 【注意事项】

◎远志储存时应置于通风干燥处,防潮、防霉、防油、防烟等污染。
◎有实火或痰热者慎用。
◎远志皂苷能刺激胃黏膜,故有胃溃疡或胃炎者慎用。

## 《养生药膳》

### 〈远志莲子粥〉

【材料】粳米50克,远志粉30克,莲子粉15克。
【做法】先将粳米煮粥,熟后加入远志粉和莲子粉,稍煮。
健康便条:适用于阿尔茨海默病、记忆减退、心慌失眠、表情淡漠、沉默寡言等。

# 酸枣仁

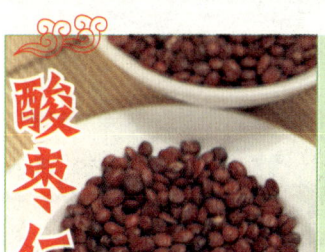

## 【养血、安神之首选药】

**性味归经** 性平，味甘、酸；归心、肝经。

**功效** 酸枣仁有养心，安神，敛汗的功效。另外，它还有强壮滋养的功效。酸枣仁含维生素C、脂肪油、蛋白质等成分，有镇静、催眠的作用，还能镇痛、抗惊厥、降温、降压止渴，有益肝养心、安神敛汗的功效。

## 【临床主治】

◎对神不守舍引起的心慌、多梦、易醒、失眠等有治疗作用。
◎用于治疗体虚多汗等症。

## 【用法用量】

酸枣仁以内服居多，可煎煮成药汤服用，使用前需打碎，常用量为10~18克；也可研末吞服，每次少量服用1.5~3克。

## 【注意事项】

◎内有实邪郁火者慎用。
◎酸枣仁为植物的种子，含有大量的脂肪油，故有通便的作用，腹泻者慎用。

## 国医小课堂

酸枣仁的药用部位为酸枣的成熟种子。酸枣仁常用来治疗心肝阴血不足、虚火上扰引起的心神不安、失眠、惊悸，常与养血安神药配伍使用，对神经衰弱也有疗效。另外，酸枣仁也可以配伍益气养阴药，能改善盗汗、自汗、口渴等阴虚津伤的症状。

## 养生药膳

### 枣仁排骨汤

**【材料】** 百合20克,酸枣仁10克,小排骨200克,盐适量。
**【做法】** 1.将百合洗净,用温水浸泡约10分钟;用刀背将酸枣仁略微压碎。2.把小排骨洗净,汆烫去血水,放入锅内。3.加入百合、酸枣仁后,再加入750克水,放入电饭锅中,加盐调味,煮至汤浓即可。

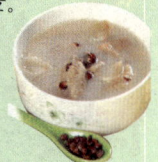

### 酸枣仁粥

**【材料】** 炒酸枣仁30克,粳米50～100克,盐适量。
**【做法】** 将炒酸枣仁水煎,过滤留汁,加入粳米同煮,熟后加入盐即可。7～10天为1个疗程,连续3～5个疗程。
**健康便条：** 适用于虚劳虚烦型失眠、心悸、盗汗、头晕目眩、咽干口燥、嗜眠症、神经衰弱、健忘、多梦、惊悸等症。

## 单方独味

### 治疗失眠

取酸枣仁适量研为粉末,晚上睡前冲服10克,连续7～10次。亦可取酸枣仁15～25粒,平面贴在直径约10毫米圆形胶布中心,贴在耳穴上,并于每晚睡前揉按1次,每次3～5分钟,5日换1次药,4次为1个疗程。冲服酸枣仁末与贴药结合效果更佳。

### 治疗神经衰弱

取酸枣仁30克捣碎,用纱布包裹,加清水200毫升浓煎至30毫升,每晚睡前半小时服,10日为1个疗程。亦可取酸枣仁5克,研碎后加白糖拌合,于睡前用温开水冲服。

## 聪明选购秘诀

**色泽** / 外表呈紫红色或红棕色,有光泽
**味道** / 有稀微气味,味酸、带油腻性
**横切面** / 外皮内有种仁,为黄白色,肥厚油润
**价格** / 中低价位

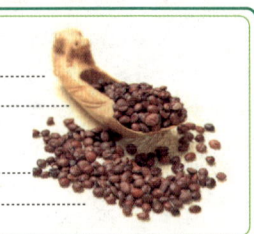

# 合欢皮

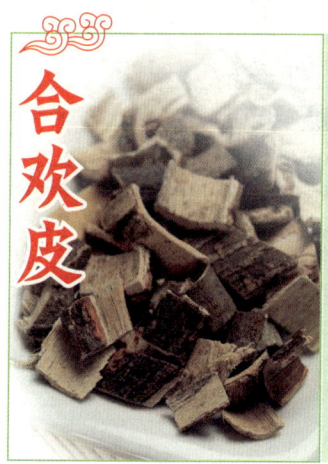

**【解郁安神 生肌续骨】**

**性味归经**　性平，味甘；归心、肝经。

**功效**　合欢皮具有安神解郁，活血消肿的功效。合欢皮是舒肝解郁，悦心安神的佳品，适宜于情志不遂，具有使五脏安和、心志欢悦、收神解郁之效。可单用或与柏子仁、夜交藤、郁金等药配伍应用。

## 【临床主治】

◎用于治疗情志所伤引起的愤怒忧郁、心神不安、虚烦失眠、健忘等症。
◎用于治疗跌打骨伤、瘀血肿痛、肺痈胸痛、咳吐脓血等症。

## 【用法用量】

内服：煎汤，5～9克；或入散剂。外用：研末调敷。

## 【注意事项】

◎合欢皮单味大剂量应用30克以上，会出现兴奋、失眠等现象。
◎溃疡病及胃炎患者慎服，风热自汗、外感不眠者禁服。

## 〈养生药膳〉

### 〈银鱼厚蛋卷〉

【材料】浮小麦、合欢皮各5克，甘草3克，银鱼120克，鸡蛋4个，葱末30克，盐、奶油及胡椒粉各适量。

【做法】浮小麦、合欢皮、甘草水煎，过滤留汁。将药汁与银鱼、鸡蛋、葱末、盐及胡椒粉各适量拌匀，在平底锅内放少许奶油煎成厚蛋卷即可。每周2次，连用1个月。

**健康便笺**：适用于失眠多梦、心悸、健忘等症。需注意，高血压或高胆固醇者不宜长期服用。

活血化瘀类中药

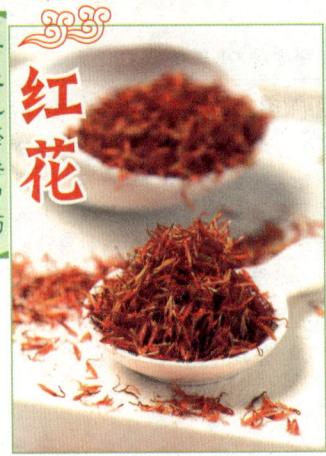

# 红花

【亚油酸之王】

**性味归经** 性温,味辛;归心、肝经。

**功效** 红花有活血通经,祛瘀止痛的功效。它是常用的传统妇科良药。红花含红花苷、红花黄色素、多糖类物质等多种成分,红花黄色素能抑制血小板的凝集,有祛瘀、活血的功用。

## 【临床主治】

◎用于治疗闭经、痛经、产后胎盘残留子宫腹痛、产后恶露不行、死胎等症。
◎用于治疗症瘕、跌打损伤引起的血瘀肿痛等症。
◎用于治疗热郁血滞引起的斑疹色暗等症。

## 【用法用量】

红花可内服也可外用,煎煮成药汤服用时,一般用量5~10克;外用则以红花油或红花酒外擦患部,对瘀青肿痛有消肿的效果。

## 【注意事项】

◎孕妇慎用,易动胎气。
◎部分患者服用红花会出现鼻出血、共济失调、月经延长或提前、嗜睡、萎靡不振、口干、排粉红色尿液或过敏等不良反应。

## 〖养生药膳〗

〈 红花糯米粥 〉

【材料】红花10克,当归10克,丹参15克,糯米适量。
【做法】红花、当归、丹参水煎,过滤留汁,加入糯米适量煮粥,分2次服食。
健康便条:适用于月经不调者服用。

# 川芎

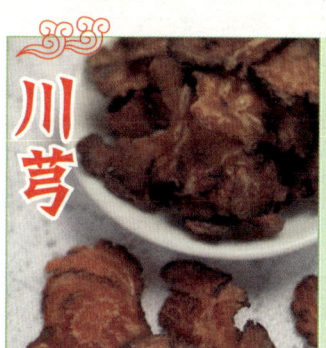

【血中气药 气血病之圣药】

**性味归经** 性温，味辛；归肝、胆、心包经。

**功效** 川芎具有活血行气，祛风止痛的功效。川芎有扩张冠状动脉、增加冠状动脉血流量与心肌血流量的作用，能防治心血管疾病，并可增加大脑与肢体血流量，还具有抗菌的作用。

## 【临床主治】

◎用于治疗血瘀气滞引起的各种疼痛。
◎用于治疗女性月经不调、痛经、闭经、产后瘀滞腹痛等症。
◎用于治疗风寒、风热、风湿、血虚、血瘀等引起的头痛。
◎用于治疗风湿痹痛。

## 【用法用量】

川芎多为内服，煎煮成药汤服用时，一般用量为3～10克，宜少量使用，用量过重容易引发呕吐、头晕等不适症状。

## 【注意事项】

◎川芎性味偏于温窜，故阴虚火旺、月经量过多、有出血性疾病者及孕妇须谨慎服用。
◎川芎不可单用，必须与补气、补血药配伍使用。川芎也不可长期服用。
◎川芎有毒，应遵医嘱使用。

## 国医小课堂

川芎的药用部位为根茎，多在5月采挖，晒后烘干，切片生用；或用小火炒至微焦，放凉，即为炒川芎；或用料酒拌川芎片，浸透，小火炒干，即为酒川芎。

## 养生药膳

### 川芎鸡蛋饮
【材料】川芎9克，去皮熟鸡蛋2个，适量红糖。
【做法】锅中加水适量，把川芎、去皮熟鸡蛋同煮，去渣加适量红糖调味即成。分早、晚2次服用，吃蛋喝汤。
健康便条：适用于女性闭经。

### 川芎白芷炖鱼头
【材料】川芎15克（切片），白芷15克（切片），鱼头1个，姜、葱、盐、料酒各适量。
【做法】将上述食材放在一起炖熟。
健康便条：适用于颈椎病患者。

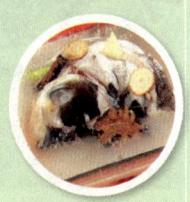

## 单方独味

### 治疗功能性子宫出血
以川芎24～28克加白酒30毫升，水250毫升，浸泡1小时后加盖小火炖煮。分2次服用，不能饮酒者，可单加水炖服。一般2～3日后血即可止。痛程较长者，可在止血后减量继服8～12日，以巩固效果。病情严重者可适当加大服用量。

### 治疗肥大性脊椎炎、跟骨骨刺
取适量的川芎研为极细末，装入小布袋内备用。治疗肥大性脊椎炎时，将小布袋敷在痛点处；治疗跟骨骨刺时，将小布袋垫在鞋内，小布袋里的川芎末宜每周换一次。一般用药后5日疼痛逐渐减轻，敏感者10日疼痛消失，个别的会在30～40日后疼痛消失。

## 聪明选购秘诀

**色泽**／表面呈黄褐色，粗糙皱缩，有密集隆起的轮节，并有众多的瘤状根痕

**横切面**／断面为黄白色或灰黄色，有不规则形状的环纹，并散有黄棕色的油点

# 益母草

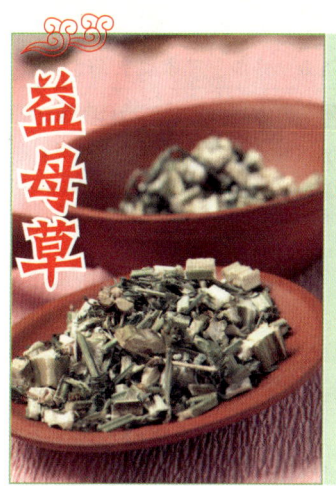

**【女性调经之要药】**

**性味归经** 性微寒,味辛、苦;归心、肝、膀胱经。

**功效** 益母草能活血调经、利尿消肿、清热解毒、益精明目,是治疗妇科疾病的常用药材。益母草含有益母草碱、益母草宁等成分,对子宫有强力而持久的兴奋作用,能促进其收缩。此外,它还具有利尿、降压、强心、增强冠脉流量的作用。

## 【临床主治】

◎用于治疗女性月经不调、行经不畅、小腹胀痛、产后恶露不尽、闭经等症。
◎用于治疗外伤瘀血作痛、疮痈肿毒、皮肤痒疹等症。
◎还能抗心肌缺血和抗心绞痛、抗血栓形成,近年来也用以辅助治疗冠心病、心肌梗死、高血压、肾炎水肿、急性肾小球肾炎。

## 【用法用量】

益母草以内服居多,煎煮成药汤服用时,常用量为9～30克。

## 【注意事项】

◎孕妇忌用。
◎阴虚血少,或血虚无瘀者忌用。

## 〈养生药膳〉

### 〈益母草鸡蛋汤〉

**【材料】** 益母草50克,鸡蛋2个。
**【做法】** 益母草、鸡蛋水煮,蛋熟后去壳再煮片刻,吃蛋喝汤。
**健康便笺**:适用于气血瘀滞引起的痛经、月经不调、产后恶露不止、功能性子宫出血等症。

# 王不留行

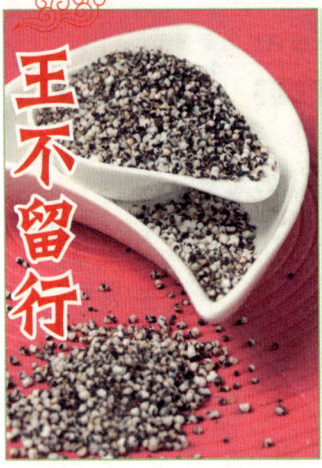

【活血、通经、下乳之良药】

**性味归经** 性平，味苦；归肝、胃经。

**功效** 王不留行具有活血通经，下乳，消痈，利尿通淋，散瘀止痛的功效。王不留行还具有抗着床、抗早孕、抗肿瘤等作用。

## 【临床主治】

◎用于治疗血瘀引起的痛经、闭经等症。
◎用于治疗女性产后乳汁不下，乳痈肿痛等症。
◎用于治疗血淋、石淋等症。
◎用于开胃消食。
◎使用王不留行按压耳部穴位，可治疗近视、失眠等多种疾病。

## 【用法用量】

内服：煎汤，5～9克；或入丸、散。外用：研末调敷。

## 【注意事项】

孕妇忌用。

## 《养生药膳》

〈海参猪蹄汤〉

【材料】鲜海参100克，猪蹄2个，王不留行、当归各15克，黄芪30克。
【做法】鲜海参、猪蹄、王不留行、当归、黄芪水煎，喝汤，食海参、猪蹄，每日1次。
健康便条：适用于产后乳汁少或乳汁不下者。

## 止血类中药

# 白茅根

### 【血热妄行之良药】

**性味归经** 性寒，味甘；归肺、胃、膀胱经。

**功效** 白茅根具有凉血止血，清肺胃热，利尿的功效。它含有钾、葡萄糖、印白茅素、芦竹素、木糖、苹果酸等成分，所以具有清热利尿、凉血止血、消炎除瘀、补中益气等功效，民间也常用来改善急性肾炎水肿、小儿暑热、热病烦渴，还可解酒毒、止衄。

## 【临床主治】

◎用于治疗血热妄行引起的各种出血症，如咳血、吐血、尿血等症。
◎用于治疗热淋、小便不利、水肿等症。
◎用于治疗胃热呕吐、肺热咳嗽、湿热黄疸等症。

## 【用法用量】

白茅根一般可以15～30克用量煎汤内服。如果是外用，则取适量鲜品捣汁，涂抹于患部即可。

## 【注意事项】

◎脾胃虚寒者慎用。
◎虚寒性吐血、呕吐等不宜用。

## 国医小课堂

白茅根药用部分为根茎，一般在春、秋两季采挖，晒干，切段，生用；或用大火炒至表面焦褐色、内部焦黄色，喷水少许，晾干，即为茅根炭。清热凉血、止血、利尿消肿宜用生白茅根，鲜品功效更佳，止血宜用茅根炭。

## 养生药膳

### 白茅根煲黄鳝
【材料】黄鳝1条，白茅根30克。
【做法】黄鳝洗净切段与白茅根煲汤，食肉喝汤。
健康便条：用于泌尿系统感染。

### 白茅根豆浆饮
【材料】白茅根30克，白糖、豆浆各适量。
【做法】白茅根水煎，过滤留汁，再加入豆浆，用小火稍煮，加入白糖，每次60毫升，每日4次。
健康便条：适用于急性病毒性肝炎患者。

## 单方独味

### 防治感冒
取白茅根50克，冰糖少许为药引，加清水250毫升煎至150毫升，贮存保温瓶内，于1日内分2次服。一般用药2日见效果，3～5日能痊愈。

### 治疗小便热淋、胃热呕逆
取新鲜白茅根100克，加清水250毫升，先用大火煎沸，改用小火煎至150毫升，贮存保温瓶内，于1日内分2次服。一般用药2～3日见效，用至症状消失为止。

## 聪明选购秘诀

**大小**／全株呈细长圆柱形、长短不一，长20～60厘米，直径1.5～3毫米

**色泽**／表面是乳白或黄白色，有分枝、节和深浅不等的纵纹

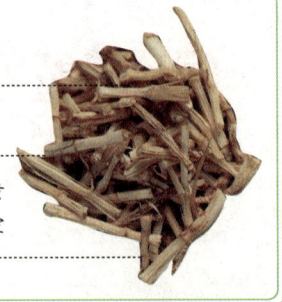

**横切面**／断面外皮是乳白色，中间是黄白色并有一个小小的细孔，有轮状空隙，外围和中心容易剥离

# 地榆

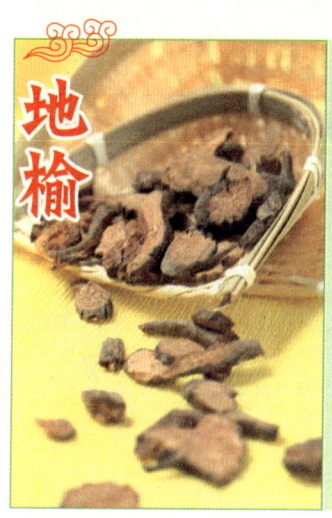

**【治疗烧烫伤之要药】**

**性味归经** 性微寒，味苦、酸；归肝、胃、大肠经。

**功效** 地榆有凉血止血、解毒敛疮的功效，还具有抗炎、镇吐、止泻、抗溃疡等作用。

## 【临床主治】

◎用于治疗多种热性出血症，如便血、血痢、尿血、痔疮出血或女性崩漏等症。
◎用于治疗烧烫伤、皮肤湿疹或疮疡痈肿等症。

## 【用法用量】

内服：煎汤，6~9克，或入丸、散。外用：捣汁或研末掺。

## 【注意事项】

◎虚寒性便血，下痢，崩漏或出血有瘀者，应慎用。
◎热痢初起，不宜单独服用。
◎大面积烧伤，不宜大量使用地榆外涂，以防鞣质大量吸收，引发中毒性肝炎。

## 〈养生药膳〉

### 〈地榆槐花蜜饮〉

【材料】地榆60克，槐花30克，蜂蜜适量。
【做法】地榆、槐花水煎，过滤留汁，加入蜂蜜即可饮用。
健康便条：适用于宫颈癌阴道出血等症。

清热解毒类中药

# 连翘

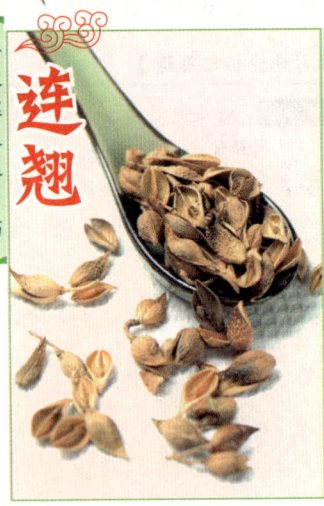

## 【疮家之圣药】

**性味归经** 性微寒，味苦；归肺、心、胆经。

**功效** 连翘具有清热解毒，消痈散结，疏散风热的功效，是常用的清热药材。它能解毒、消痈、清心热，并有抗菌、抗病毒、抗炎、抗肝损伤、利尿、降血压等多种作用。此外，其还能增强毛细血管的抵抗力，能降低毛细血管脆性与通透性，有止血的作用。

## 【临床主治】

◎连翘可用于热入心包引起的烦躁神昏，可与玄参心、莲心等药材配伍煎汤使用，能有效缓解症状。

◎连翘还可改善热毒蕴结导致的疮毒痈肿。

## 【用法用量】

连翘可内服也可外用，其中以内服居多，煎煮成药汤服用时，常用量为6～15克。外用则以水煎煮取汁淋洗患处，能治肿疮。

## 【注意事项】

◎脾胃虚寒者忌用。
◎气虚疮疡脓清者忌用。

## 【养生药膳】

### 〈双草连翘散〉

【材料】紫草、紫草茸、连翘等量。

【做法】紫草、紫草茸、连翘研末，温水送服，每次5克，每日2次，儿童酌减。

健康便条：适用于麦粒肿患者。

# 金银花

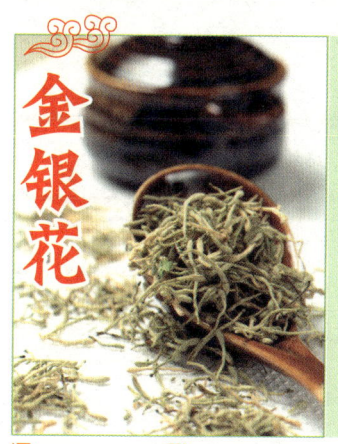

## 【清热解毒之圣药】

**性味归经** 性寒，味甘；归肺、胃、心经。

**功效** 金银花具有清热解毒，疏散风热的功效。金银花是清热解毒、消炎的常用药，有宣散透邪、凉血治痢、消炎利尿、净血杀菌的功效。金银花具有抗菌、抗炎、解热、增强白细胞吞噬功能的作用，还能降低血脂与胆固醇。

## 【临床主治】

◎用于治疗温病初起、风热感冒、咽喉肿痛、肺炎等症。
◎用于治疗痈肿疔疮属阳证者。
◎用于治疗热毒血痢者。

## 【用法用量】

金银花可内服也可外用，一般多以10～15克加水煎成汤剂服用；外用则是将金银花研末调匀后，涂敷于患部。

## 【注意事项】

◎脾胃虚寒及无热毒者不宜服用。
◎对于温病发热者，用量宜轻，对有热毒肿疹者，用量可稍重。

## 国医小课堂

金银花属忍冬科多年生半常绿缠绕性木质藤本植物，药用部位为干燥的花蕾，一般在夏初花未开时采收，晾晒或阴干，生用；或用硫黄熏，再干燥。金银花是治疗一切痈肿、疔疮等阳证的要药，因此古人也称金银花为"药铺小神仙"。

## 养生药膳

### 金银花麦冬蒸蛋

【材料】金银花、麦冬各10克,鲜蘑菇、猪肉丝各100克,鸡蛋3个,干香菇、油、盐、味精各适量。

【做法】将上述食材拌匀,隔水蒸15分钟。

健康便条:适用于慢性咽炎患者。

### 金银花粥

【材料】金银花30克,粳米适量。

【做法】金银花水煎,过滤留汁,加入粳米,煮粥。

健康便条:适用于各种热毒疮疡、咽喉肿痛、风热感冒等症,并可预防中暑。

## 单方独味

### 治疗流行性结膜炎

取鲜金银花及其藤叶30~50克,洗净后,用适量清水煮沸3~5分钟,先熏后洗眼,尽量让药液进入眼内,每日3次。效果显著。若无鲜金银花,用干的也可,但要先浸泡10分钟后再煮沸熏洗。

### 治疗流行性腮腺炎

取金银花100克,用清水300毫升,煎煮为100毫升,每日服1次。儿童酌减。一般3日左右奏效。(注:流行性腮腺炎在广东又称为"痄腮",是由腮腺炎病毒引起的一种急性传染病。症状以发热、耳下腮部肿胀疼痛为主要特征。散发为主;5~9岁的小儿多见,可并发脑膜炎、睾丸炎,一般服药后转好,并获持久免疫力。)

## 聪明选购秘诀

**色泽** / 外表为淡黄色或黄褐色,密披短柔毛及腺毛

**味道** / 气芳香,味淡微苦

**横切面** / 剖开花蕾有5个雄蕊,1个雌蕊

**价格** / 中低价格

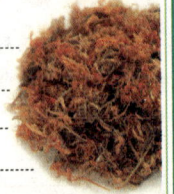

# 蒲公英

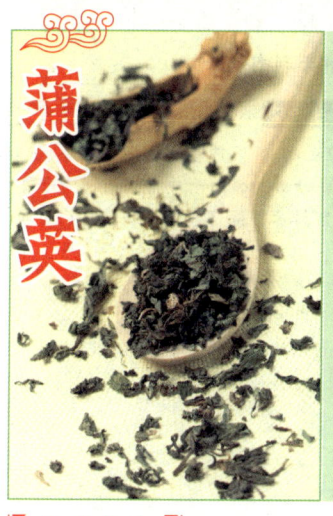

## 【天然抗生素】

**性味归经** 性寒，味甘；归肺、胃、心经。

**功效** 蒲公英具有清热解毒，利湿通淋的作用，可散结消肿、抗病毒、利胆、利尿、健胃。此外，蒲公英也可用来治疗上呼吸道感染、急性支气管炎、尿路感染、肝炎等疾病，还有一定的防癌、抗癌功效。

## 【临床主治】

◎用于治疗痈肿疔毒等，可治疗乳痈初起、红肿疼痛。
◎用于治疗湿热黄疸、小便涩痛及目赤肿痛等症。

## 【用法用量】

蒲公英煎服、外敷都适用，如果煎煮成药汤服用的话，一般用量为10~30克；若是外用，则将鲜品捣烂外敷，或煎成药汤清洗患处。

## 【注意事项】

蒲公英若用量过大会导致腹泻。

## 〈养生药膳〉

### 〈蒲公英莼菜鸡丝汤〉

【材料】鸡肉丝100克，鸡蛋清、盐、鸡精、料酒、水淀粉各适量，鲜蒲公英60克、西湖莼菜1瓶。

【做法】在鸡肉丝中加入鸡蛋清、盐、鸡精、料酒、水淀粉，调匀，开水汆烫，肉变白时捞出，用水浸泡。鲜蒲公英、西湖莼菜同放汤内汆烫，同鸡肉丝一起煮汤。

健康便条：适用于病毒性肝炎患者。

# 板蓝根

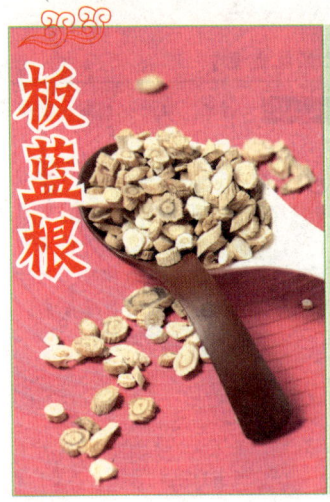

## 【解毒利咽散结】

**性味归经** 性寒，味苦；归心、胃经。

**功效** 板蓝根具有清热解毒，凉血利咽的功效。常用于热性病症。近年来研究显示，板蓝根内含多种抗病毒物质，具有抗病毒、抗菌、解热、消炎、调节免疫力等功效。

## 【临床主治】

◎用于治疗外感风热或瘟病初起、发热头痛、咽痛等症。
◎用于治疗热毒发斑、流行性腮腺炎、喉痹、大头瘟疫、丹毒、结膜炎、痈肿等症。
◎用于治疗病毒性及细菌性感染疾病。

## 【用法用量】

板蓝根以内服居多，煎煮成药汤服用时，一般用量为10～15克。或做成丸、散使用。板蓝根的原生植物菘蓝的干燥叶也可以入药，俗称大青叶。

## 【注意事项】

◎脾胃虚寒者忌用。
◎板蓝根不宜当作食品、饮料摄入，否则会形成耐药性。
◎服用板蓝根可能会出现过敏反应：全身皮肤发红、皮疹瘙痒等。

## 〈单方独味〉

### 〈治疗传染性肝炎〉

取板蓝根30克，加清水350毫升煎至100毫升，每日1次服用，15～20日为1个疗程。

# 绿豆

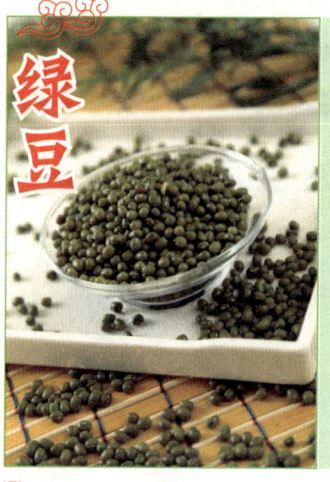

【济世良谷 草中之结晶】

**性味归经** 性寒，味甘；归心、胃经。

**功效** 绿豆清热解毒，具有消暑利尿的功效。历代中医文献记载与民间实际应用，总结绿豆的功用为：清热解暑、止渴利尿、消肿止痒、收敛生肌、明目退翳，解一切食物中毒。

## 【临床主治】

◎用于治疗痈肿疮毒等症。
◎用于治疗暑热烦渴。
◎用于治疗药食中毒（如酒精、巴豆、附子、乌头、砒霜等中毒）。

## 【用法用量】

内服：煎汤，25～50克；研末或生研绞汁。外用：研末调敷。

## 【注意事项】

◎患有肢酸且冰冷乏力、全身怕冷、腰膝冷痛、脾胃虚寒泄泻等寒凉性疾病时忌用绿豆。
◎老人、儿童及体质虚弱者服用绿豆，易引起消化不良、腹泻。

## 〈养生药膳〉

### 〈绿豆海带薏米汤〉

【材料】绿豆100克，薏米、海带丝各50克，冰糖适量。
【做法】绿豆、薏米水煮开花，加入海带丝和冰糖稍煮即可。
健康便签：适用于暑热烦闷、食欲不振、水湿肿满、小便不利、甲状腺肿大等症。

# 白花蛇舌草

## 【癌症克星】

**性味归经** 性寒,味微苦、甘;归胃、大肠、小肠经。

**功效** 白花蛇舌草具有清热解毒,消痈抗癌,利湿通淋的作用。白花蛇舌草为常用的清热药,全草含熊果酸、齐墩果酸及白花蛇舌草素等,对癌细胞有抑制作用,还可增强肾上腺皮质功能。

## 【临床主治】

◎用于治疗痈肿疮毒,咽喉肿痛等症。
◎用于治疗热淋小便不利、涩痛等症。
◎适用于治疗各种癌症。
◎外用治疗毒蛇咬伤等。

## 【用法用量】

白花蛇舌草可内服、可外用,一般药用常以30~60克用量煎汤;外用则取适量,捣烂后敷在患处。日常可加水煮成300~500毫升的茶饮,每隔一天喝一次,可预防癌症。

## 【注意事项】

阴疽及脾胃虚寒者忌用。

## 〈养生药膳〉

### 〈肉片蛇舌草汤〉

【材料】猪肉片50克,白花蛇舌草、藤梨根各60克。
【做法】猪肉片、白花蛇舌草、藤梨根水煎服。
健康便条:适用于胃癌、食道癌、贲门癌和肝癌等症。

# 穿心莲

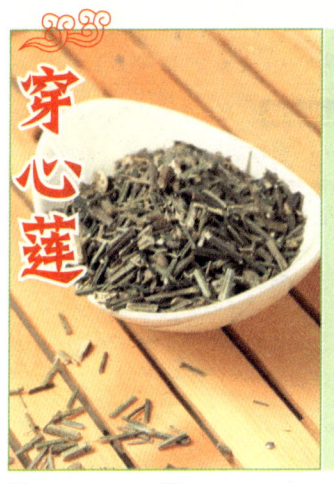

**【肺热、肺火皆可用】**

**性味归经** 性寒，味苦，归肺、心、大肠、膀胱经。

**功效** 穿心莲有清热解毒、燥湿消肿的功效。可以治急性菌痢、胃肠炎、感冒、流行性脑膜炎、气管炎、肺炎、百日咳、肺结核、肺痈、胆囊炎、高血压、鼻衄、口咽肿痛、疮疖痈肿、水火烫伤、毒蛇咬伤等症。

## 【临床主治】

◎用于治疗外感风热、瘟病初起、肺热咳嗽、咽喉肿痛等症。
◎用于治疗湿热泻痢、湿疹瘙痒、小便热淋涩痛等症。
◎用于治疗痈肿疮毒、蛇虫咬伤等症。

## 【用法用量】

内服：煎汤，9～15克；或研末。外用：煎汁涂或研末调敷。

## 【注意事项】

◎穿心莲不可多服久服，易伤人胃气。
◎脾胃虚寒者不宜用。
◎穿心莲煎剂服用易引起呕吐。
◎穿心莲制剂可引起药疹、腹痛、视物不清、手足麻木等副作用。

## 《单方独味》

### 〈辅助治疗肛门肿瘤〉

取穿心莲100克，加水1000毫升，煎煮至500毫升，去渣取药液，趁热加入食醋15毫升，先熏后洗，待温度降至40℃时再加食醋10毫升，坐浴15分钟，每日2次。

## 清热凉血类中药

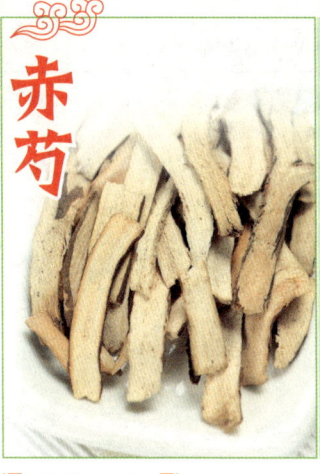

# 赤芍

【清肝火 走血分 除郁热】

**性味归经** 性微寒，味苦；归肝经。

**功效** 赤芍具有清热凉血，散瘀止痛的功效。它含有芍药苷等成分，能扩张冠状血管，增加心肌营养及血流量，并能提高心肌氧利用率，可降血糖、抗动脉粥样硬化、保肝、抗肿瘤等；此外，赤芍对不少病原微生物也能发挥抑制效果，并能抵抗流感等滤过性病毒。

## 【临床主治】

◎用于治疗温热病热入营血、身热发斑、吐血衄血等症。
◎用于治疗肝热引起的目赤肿痛、胁痛等症。
◎用于治疗血滞经闭、痛经、腹痛、跌打损伤等症。
◎用于治疗痈肿疮疡或内痈初起。

## 【用法用量】

赤芍多为内服，煎煮成药汤时，一般用量为6～15克。

## 【注意事项】

◎血虚无瘀、血寒经闭、虚寒、阳虚，或痈疽已溃者不宜用。
◎不宜与藜芦同用。

## 〈养生药膳〉

### 〈泽兰赤芍酒〉

【材料】泽兰叶90克，赤芍、当归、甘草、桃仁各30克（去皮），黄酒2000克。

【做法】泽兰叶、赤芍、当归、甘草、桃仁研末，用纱布包好，放入黄酒中浸泡，密封，14天后饮用，每次60毫升，每日2次。

健康便签：适用于女性月经量少，渐渐不通。

# 玄参

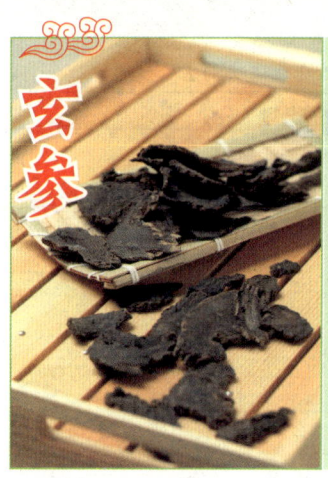

## 【清热滋阴之妙品】

**性味归经** 性微寒，味苦、咸；归肺、胃、肾经。

**功效** 玄参有清热凉血、滋阴降火、润燥生津、滋养强壮、消炎解毒的功效。玄参含有玄参素、天冬素、脂肪、酮类等多种特殊成分，能降低血压与血糖，对绿脓杆菌也有一定的抑制作用。

## 【临床主治】

◎用于治疗温热病热入营血伤阴引起的身热夜甚、心烦口渴、发斑神昏等症。
◎用于治疗目赤、咽痛、瘰疬等症。
◎用于治疗痈肿疮毒。

## 【用法用量】

玄参以内服居多，多煎煮成药汤服用，一般用量为9～15克。

## 【注意事项】

◎脾胃虚寒、食欲不振、大便稀薄或脾胃有湿者忌用。
◎玄参不能与藜芦、黄芪、干姜、大黄、山茱萸同用。
◎血虚腹痛及虚寒者忌用。

## 【单方独味】

### 〈治疗乳糜尿〉

5～10周岁：取玄参21克，加清水200毫升煎为80～100毫升；11～16周岁：取玄参33克，加清水250毫升煎为150毫升；17岁以上：取玄参50克，加清水400毫升煎为200毫升，贮存于保温瓶内，于2日分4～5次口服，一般用药5～7日为1个疗程。治愈后一般不会复发。

# 紫草

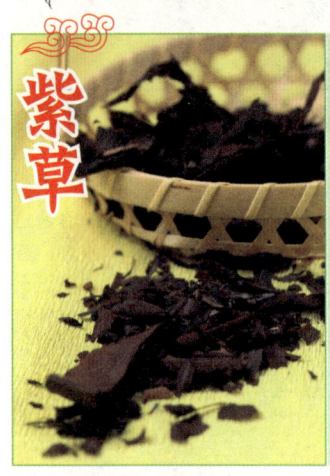

**【治麻疹之要药】**

**性味归经** 性寒，味甘、咸；归心、肝经。

**功效** 紫草有凉血，活血，解毒，透疹等功效。紫草是常用中药，近年来，紫草制剂紫草油在治疗宫颈糜烂、糖尿病病人外伤不愈等方面都取得了很好的疗效。

## 【临床主治】

◎用于治疗血分热毒壅盛引起的斑疹紫黑、麻疹不透等症。
◎用于治疗疮疡、湿疹、烫伤、慢性溃疡等症。
◎用于抗菌消炎，对金黄色葡萄球菌、灵杆菌也能起到抑制作用。
◎用于抗肿瘤，紫草根对绒毛膜上皮癌及恶性葡萄胎有一定的疗效。

## 【用法用量】

内服：煎汤，3~9克；或入散剂。外用：熬膏涂。

## 【注意事项】

脾虚大便稀薄或腹泻者忌用。

## 《养生药膳》

### 〈紫草猪骨汤〉

**【材料】** 紫草50克，猪骨200克（砸开），鸡蛋4个，酱油、盐、鸡精各适量，肉汤500克。
**【做法】** 紫草、猪骨水煎，过滤留汁，加肉汤，稍煮，打入鸡蛋，熟后，调入酱油、盐、鸡精等。
**健康便条：** 适用于肝硬化引起的腹胀、乏力、贫血、营养不良、腹水等。

## 茯苓

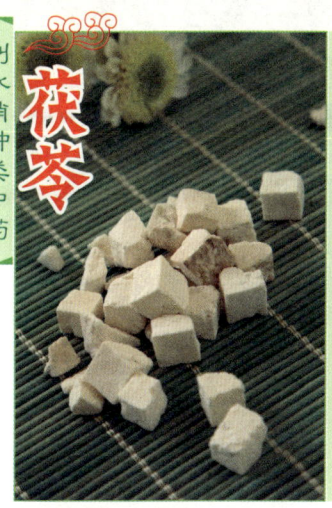

*利水消肿类中药*

### 【利水渗湿之要药】

**性味归经** 性平,味甘、淡;归心、脾、肾经。

**功效** 茯苓有利水渗湿,健脾宁心的功效。它含有多糖、茯苓酸等成分,能促进、强化人体的免疫机能,增强对疾病的抵抗能力,并有抗肿瘤的作用。茯苓还能增强心肌收缩力、抑制胃溃疡发生,并能保护肝脏,预防肝细胞坏死,还有利水消肿、降低血糖、镇静及抑菌的作用。

### 【临床主治】

◎用于治疗小便不利、水肿尿少、痰饮眩晕等症。
◎用于治疗脾虚引起的倦怠乏力、食欲不振、大便稀薄、腹泻等症。
◎用于治疗心神不安、心慌失眠等症。

### 【用法用量】

茯苓多为内服,煎煮成药汤服用,常用量为5~15克(茯苓皮、赤茯苓、茯神的用法用量与茯苓相同)。赤茯苓与茯苓皮消肿利尿效果最好,白茯苓健脾力佳,茯神宁心的作用比较好,可依需要选用。

### 【注意事项】

阴虚湿热、虚寒滑精或气虚下陷者慎用。

### 《养生药膳》

#### 〈泽泻茯苓鸡〉

【材料】母鸡1只,泽泻、茯苓各60克,黄酒2匙。
【做法】将所有材料放入鸡腹内,用大火隔水蒸3~4个小时,去药吃鸡。
健康便条:适用于脾虚气弱型心神不安、惊悸失眠、妊娠水肿者。

# 玉米须

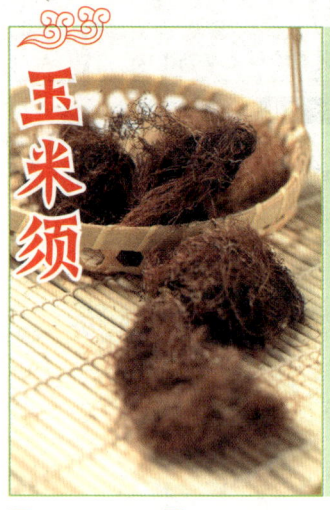

## 【消肿良药】

**性味归经** 性平，味甘、淡；归肝、肾、膀胱经。

**功效** 玉米须有补虚清热、止血泄热、平肝利胆、利水消肿、祛湿利尿等功效。现代药理研究证实，玉米须确有降血压、降血糖和利尿的作用，还兼有一定的抑菌、抗癌作用。

## 【临床主治】

◎用于治疗水肿、小便不利，或小便短赤等症。
◎用于治疗肝胆湿热引起的肝炎黄疸、胆囊炎、胆结石等症。
◎用于治疗高血压、糖尿病等症。

## 【用法用量】

内服：煎汤，50~100克；或烧存性，研末。外用：烧烟吸入。

## 【注意事项】

玉米须入煎剂常用量为15~30克。

## 〈单方独味〉

### 〈治疗慢性肾炎〉

取玉米须50克，加温水600毫升，以小火煎煮20~30分钟，过滤后饮服，每日1次或分多次服用。3个月为1个疗程。

### 〈治疗小便不利〉

取玉米须12克，加清水250毫升，煎至100毫升，每日1次服用。连服3~5日。

# 薏米

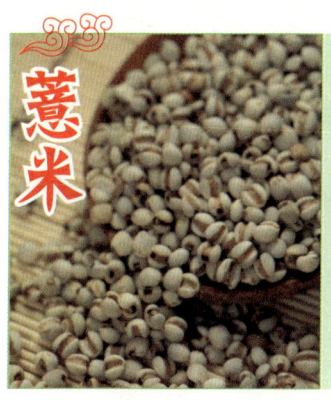

【祛病防癌 营养丰富】

**性味归经** 性微温，味甘、淡；归脾、胃、肺经。

**功效** 薏米有健脾渗湿，除痹止泻，清热排脓的功效。薏米中含有丰富的蛋白质分解酶，能使皮肤角质软化，对皮肤赘疣、粗糙不光滑者，长期服用也有疗效。薏米既是常用的中药，又是普遍、常吃的食物。

## 【临床主治】

◎用于治疗脾虚湿盛引起的水肿、脚气、小便不利、腹泻等症。
◎用于治疗风湿痹痛、筋软拘挛等症。
◎用于治疗肺痈、肠痈。
◎薏米是谷物的一种，以水煮软或炒熟，有利于肠胃的吸收，身体常觉疲倦没力气的人，可以多吃。

## 【用法用量】

薏米的常用量为20～30克，病重者可加大剂量至60克。

## 【注意事项】

◎小便量多，大便燥结、津液不足者忌用。
◎孕妇忌用。
◎消化功能较弱的儿童及老弱病人慎用。

## 国医小课堂

薏米属禾本科一年或多年生草本植物，其药用部位为成熟种仁，一般在11～12月采割全株，晒干，打下果实，再晒干，除去黄褐色种皮及杂质，收集种仁，生用；或用小火炒至微黄，即为炒薏米。

## 养生药膳

### 黄柏薏米粥

【材料】黄柏、萆薢各10克,薏米20克,粳米、冰糖各适量。
【做法】黄柏、萆薢水煎,过滤留汁,再与薏米、粳米,煮粥,粥熟后加入冰糖适量,稍煮即可。
健康便条:适用于遗精,或尿时精液外流、心烦少寐、口苦者。

### 薏米冬瓜汤

【材料】薏米30克,冬瓜片30克,猪瘦肉片50克,盐、鸡精各适量。
【做法】薏米、冬瓜片、猪瘦肉片煮汤,再加入盐、鸡精调味。
健康便条:适用于脾虚湿盛性乙型病毒性肝炎患者。

## 单方独味

### 治疗扁平疣

薏米研末,与等量白砂糖拌匀,每次用温开水冲服一匙,每日2~3次,一般连服7~10日。或取新收的薏米60克,与大米混合煮饭或粥吃,每日1次,连续服用,至痊愈。一般7~16日可见效果。通常在服药后至皮疹消失前,多数有治疗反应;继续坚持服药数日后,情况有明显好转。

### 治疗蛔虫

将薏苡根切片晒干,取2.5千克加水5000毫升,煮沸30分钟取汁,药渣加水再煎,如此共煎3次;药液混合浓缩成2500毫升(每毫升合生药1克)。成年人每日50毫升分3次于饭前服,或1次顿服。

## 聪明选购秘诀

**色泽**/表面为黄白色,光滑;有陷沟,底部粗糙,呈褐色

**味道**/有稀微气味,味甘淡

**横切面**/断面呈白色,富粉性

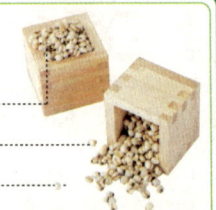

## 理气类中药

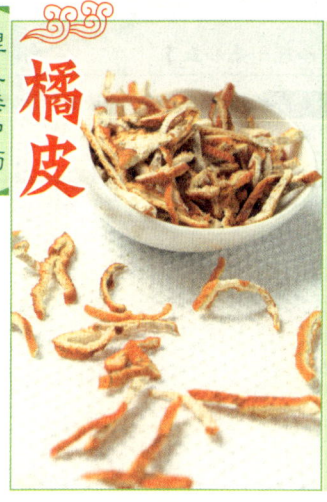

## 橘皮

### 【理气燥湿之常用药】

**性味归经** 性温,味辛、苦;归脾、肺经。

**功效** 橘皮有芳香健胃的功效,还有调中理气、健脾、镇咳、止呕的作用及调和诸药以降低副作用的功能,是传统中药常用的行气药。

### 【临床主治】

◎用于治疗脾胃气滞引起的腹胀腹满、恶心呕吐。
◎用于治疗脾胃虚弱引起的消化不良。
◎用于治疗痰湿内停引起的咳嗽痰多等症。

### 【用法用量】

橘皮是内服中药,宜生用,煎服可取3~9克煎煮成药汤服用。

### 【注意事项】

◎气虚体燥、阴虚燥咳者忌用。
◎吐血及内有实热者慎用。

### 【养生药膳】

#### 〈橘皮海带丝〉

【材料】海带丝150克,橘皮25克,酱油、白糖、香油、醋、鸡精、香菜各适量。
【做法】①海带丝中加入酱油、白糖、香油、鸡精适量,备用。
②橘皮剁末,加醋拌匀,再与海带、香菜拌匀即可。
健康便条:适用于情绪忧郁兼有乳腺小叶增生等亚健康状态者。

# 玫瑰花

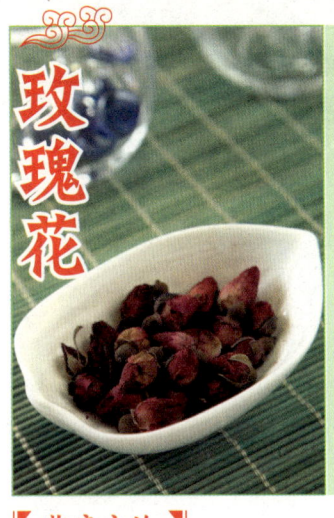

**【缓和理气兼和血】**

**性味归经** 性温，味甘、微苦；归肝、脾经。

**功效** 玫瑰花有行气解郁，和血，止痛的功效。《本草纲目拾遗》记载玫瑰"和血行血，理气，治风痹，噤口痢，乳痈，肿毒初起，肝胃气痛"。现研究发现其主要成分为香茅醇、橙花醇、丁香油酚、苯乙醇等，并含有挥发油。

## 【临床主治】

◎用于治疗肝胃不和引起的胁痛、胃痛等症。
◎用于治疗肝郁气滞引起的月经不调或经前乳房胀痛等症。
◎用于治疗女性月经过多，赤白带下，以及肠炎、下痢、肠红半截出血等症。
◎用于治疗跌打损伤所致的瘀血疼痛。

## 【用法用量】

内服：煎汤，3~6克；浸酒或熬膏。

## 【注意事项】

阴虚火旺者忌用。

## 养生药膳

### 〈玫瑰花烤羊心〉

【材料】鲜玫瑰花50克，盐适量，羊心50克。
【做法】锅中放入鲜玫瑰花、盐水煮10分钟。把羊心串在烤签上边烤边蘸玫瑰盐水，烤熟即可。
健康便条：适用于心血亏虚引起的惊悸失眠、郁闷不乐等。

# 佛手

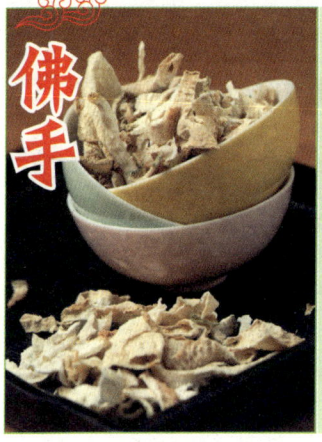

**【行气颇佳】**

**性味归经** 性温，味辛、苦、酸；归肝、脾、肺经。

**功效** 佛手具有疏肝理气、和胃止痛、化痰等功效。佛手还能够解痉、抑制中枢、增加冠状动脉血流量、抗心律失常、降血压、抗过敏、抗炎、抗病毒等。

## 【临床主治】
◎用于治疗肝郁气滞引起的胸胁胀痛、胃脘痞满、食少呕吐等症。
◎用于治疗咳嗽日久痰多兼胸闷作痛等症。

## 【用法用量】
内服：煎汤，3~10克；或泡茶饮。

## 【注意事项】
阴虚火旺、气虚或无气滞者慎用。

## 单方独味

### 〈治疗小儿传染性肝炎〉
1~3岁：10~15克/日；3~5岁：15~20克/日；5~7岁：20~25克/日；7~10岁：30克/日。加败酱草每周岁增加1克，10周岁以上每2周岁增加1克，加清水150~200毫升，煎煮10~15分钟后，分3次服用。7~10日为1个疗程，一般用药2~5个疗程。

### 〈治疗咽喉梗塞不畅〉
取佛手30克，用白酒泡于碗内，放在锅内隔水蒸一个半小时，取出后覆盖上一层白糖。稍凉片刻，吃佛手，酒适量饮。

# 檀香

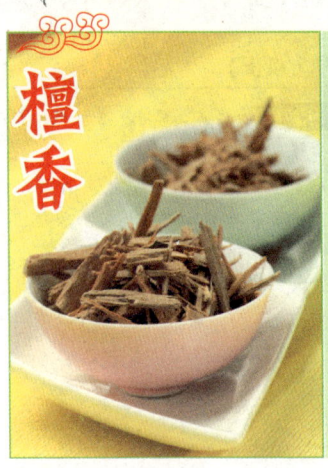

**【理气要药 绿色金子】**

**性味归经** 性温，味辛；归脾、胃、心、肺经。

**功效** 檀香气味芳香醒脾，善于利膈宽胸，理气温中，兼能和胃止痛。从檀香木中提取的檀香油，具有清凉、收敛、强心、滋补、润滑皮肤等多重功效，在医药上也有更广泛的用途。

## 【临床主治】

◎用于治疗寒凝气滞引起的胸痛、腹痛、胃痛等症。
◎用于治疗胃寒食少、呕吐清水等症。
◎用于治疗冠心病、心绞痛等症。
◎檀香的放松效果绝佳，可安抚神经紧张及焦虑，其镇静的效果多于振奋。还可用以改善执迷的状态，可以带给使用者更为祥和、平静的感觉。

## 【用法用量】

每次2~5克。

## 【注意事项】

◎阴虚火旺或气热出血者忌用。
◎置阴凉干燥处。

## 〈养生药膳〉

### 〈红花檀香饮〉

【材料】檀香5克，红花5克，绿茶2克，红糖30克。
【做法】檀香、红花、绿茶、红糖用沸水冲泡，加盖闷5分钟。
健康便条：适用于月经量少、小腹胀痛、经色紫暗有血块者，也有美容的作用。

## 祛风湿类中药

## 木瓜

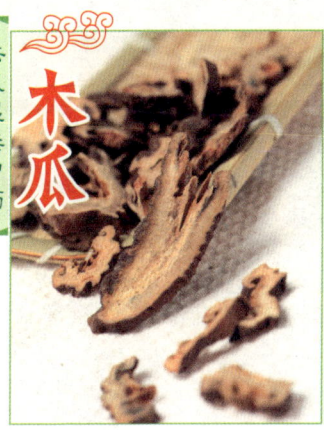

【治吐泻过度、转筋之要药】

**性味归经** 性温，味酸；归肝、脾经。

**功效** 木瓜具有舒筋活络、和胃化湿的功效，能收敛、消食、镇痛，还有明显的消肿作用。木瓜还具有护肝、降血脂、促进消化、消理肠胃、抗菌杀虫等作用。

### 【 临床主治 】
◎用于治疗风湿痹痛引起的筋脉拘挛、腰膝关节酸痛等症。
◎用于治疗肝脾不和引起的吐泻转筋、脚气水肿等症。
◎对于改善消化不良、口干舌燥也有助益。

### 【 用法用量 】
内服：煎煮成药汤服用时，一般用量为6～15克。外用则可将木瓜煎成水汤淋洗患处。

### 【 注意事项 】
◎脾胃虚寒或体虚者不宜多食，易致腹泻。
◎湿热偏盛，小便淋闭者、过敏体质者慎用。
◎孕妇不宜吃木瓜。

### 〈 养生药膳 〉

〈 木瓜羊肉汤 〉

【材料】羊肉100克，苹果5克，豌豆300克，粳米、白糖、盐、鸡精、胡椒粉各适量，木瓜1000克。
【做法】将上述食材用大火煮沸后，改用小火炖至豌豆熟烂即可食用。
健康便条：适用于脾胃气虚者。

# 五加皮

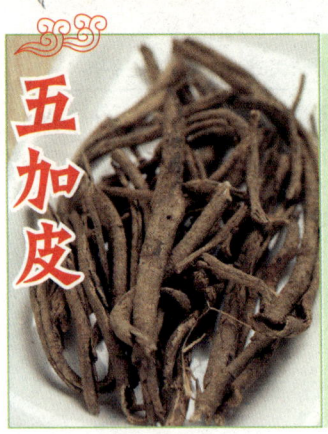

## 【祛风湿 强筋骨】

**性味归经** 性温，味辛、苦；归肝、肾经。

**功效** 祛风湿，补肝肾，强筋骨，利尿。同时能对中枢神经发挥镇静作用，提高脑力运转机能，增强注意力、记忆力。五加皮还具有抗疲劳、耐缺氧、增强机体抗病能力等作用。

## 【临床主治】

◎用于治疗风湿痹痛、四肢拘挛等症。
◎用于治疗肝肾不足引起的筋骨痿软、小儿行迟等症。
◎用于治疗水肿、脚气、缓解关节疼痛等症。
◎可用于降低自发性肿瘤的形成。

## 【用法用量】

五加皮多为内服，煎煮成药汤服用，一般用量为5～10克。

## 【注意事项】

◎阴虚火旺者不宜使用。
◎五加皮内含有挥发性成分，切片后不宜暴晒，以免影响功效。

## 养生药膳

### 〈五加皮乌鸡汤〉

【材料】乌鸡肉90克，五加皮15克，巴戟天9克，杜仲24克，盐、鸡精各适量。

【做法】将乌鸡肉、五加皮、巴戟天、杜仲同煮2小时，加入盐、鸡精即可。

健康便条：适用于肝肾不足引起的筋骨痿弱，四肢无力，腰膝酸软，两颧潮红，状如蝴蝶，头发脱落等。

# 路路通

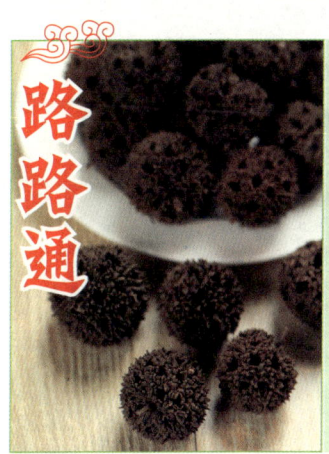

**【祛风湿兼通乳】**

**性味归经** 性平，味辛、苦；归肝、肾经。

**功效** 路路通具有祛风活络，利水消肿，通经下乳的功效。路路通中主要含有路路通酸、白桦脂酸、挥发油等物质。

## 临床主治

◎用于治疗风湿关节痹痛、四肢拘挛等症。
◎用于治疗水肿胀满、小便不利等症。
◎治胃痛、水肿、胀满、经闭、乳少、痛疽、痔漏、疥癣、湿疹。

## 用法用量

内服：煎汤，3～6克；外用：煅存性研末调敷或烧烟闻嗅。

## 注意事项

◎阴虚或月经过多者忌用。
◎孕妇忌用。
◎要将路路通放置在干燥处存放。

## 养生药膳

### 〈路路通乌梅汁〉

【材料】路路通10～20克，乌梅6～10克，地龙6～10克，北防风6～10克，蝉衣3～6克，丹皮6～10克，甘草3～10克。

【做法】将上述食材水煎服。

健康便条：适用于过敏性皮肤病患者，此病症的主要外在表现为：口渴、丘疹、红斑、风团或瘙痒等。患者饮用时，还需要注意对症下药。

泻下类中药

## 大黄

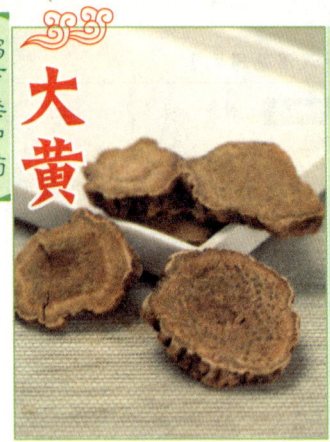

【治疗积滞便秘之要药】

**性味归经** 性寒，味苦；归脾、胃、大肠、肝、心经。

**功效** 大黄具有泻下攻积，清热泻火，止血，解毒，活血祛瘀等功效。量少能健胃整肠，量多能涤荡肠胃。现代药理研究显示，大黄能刺激大肠，促进排便，并有抑制真菌、病毒、阿米巴原虫及抗菌作用。

## 【临床主治】

◎用于治疗大便燥结、热结便秘等属实证者。
◎用于治疗火热上炎引起的目赤、咽喉肿痛、牙龈肿痛等症。
◎用于治疗血热妄行引起的吐血、咯血、产后腹痛、月经不通、跌打损伤等症。
◎外敷用于热毒疮疖及烧烫伤。

## 【用法用量】

大黄内服时，常以3~12克用量煎服；外用则研末，用水或醋调敷。

## 【注意事项】

◎大黄入煎剂应后下，或用沸水泡服，否则会减弱药效。
◎女性胎前产后、怀孕期、月经期、哺乳期忌用。
◎脾胃虚弱、气血虚弱、无积滞或无瘀血者忌用。
◎阴疽或痈肿溃后脓清、正气不足者慎用。

## 〈养生药膳〉

### 〈大黄消脂茶〉

【材料】绿茶6克，大黄2克。
【做法】将绿茶和大黄以沸水冲泡5分钟，每日1剂，分为2~3次服用。
健康便条：适用于肥胖症、高脂血症患者。

# 番泻叶

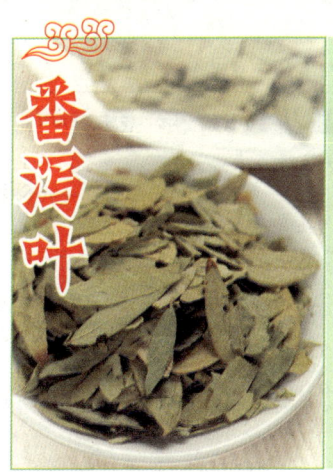

**【临床常用泻药】**

**性味归经** 性寒，味甘、苦，归大肠经。

**功效** 番泻叶具有泻下导滞的功效，是临床中常用的泻药。现代药理研究显示，番泻叶还具有抗菌、止血及松弛肌肉，解痉等作用。近几年番泻叶还被广泛用于急性胃及十二指肠出血、急性胰腺炎等疾病的治疗。

## 【临床主治】

◎用于治疗热结便秘患者。
◎用于治疗急性积滞、肠道闭塞等症。

## 【用法用量】

煎服，2~6克，入煎剂宜后下。或以1.5~3克用量开水泡服。

## 【注意事项】

◎番泻叶不宜久服多服，会引起肠道炎症性充血和蠕动增加，产生恶心、呕吐、腹痛等副作用，并导致体内水分随粪便排出体外。体内水分不足，皮肤会干燥发痒，甚至加重便秘。
◎可与木香、藿香等药物同用，以减少番泻叶的副作用。
◎切忌不要长期服用来减肥，会造成胃黏膜的损伤，甚至引发癌症。

## 【养生药膳】

### 〈番泻叶鸡蛋汤〉

**【材料】** 番泻叶6克，鸡蛋1个，菠菜少许，盐、味精各适量。
**【做法】** 番泻叶水煎，滤渣留汁，倒入打碎的鸡蛋，加菠菜、盐、味精，煮沸即成。
**健康便条：** 适用于实热型便秘。

# 芦荟

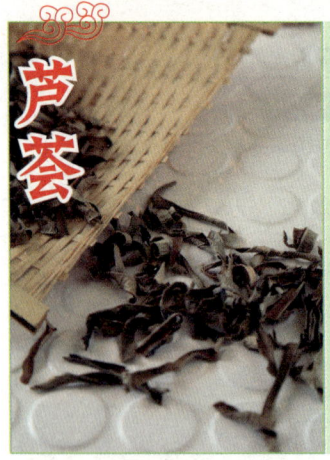

## 【人类的保健品】

**性味归经** 性寒，味苦；归肝、大肠经。

**功效** 芦荟有泻热通便，清肝，杀虫的功效。可补水、保湿、抗炎症、促进细胞再生，抗日晒抗辐射，可美白，同时它也可以食用。现代研究发现，芦荟中含有160多种化学成分，包括芦荟大黄素苷、多糖、脂质、维生素等。

## 【临床主治】

◎用于治疗热结便秘、习惯性便秘等属实证者。
◎用于治疗肝经火盛引起的头晕、头痛、胁痛、目赤、躁狂易怒等症。
◎用于治疗小儿虫积腹痛或疳积等症。
◎外用治疗癣疮，用于防治溃疡，可促进伤口愈合。

## 【用法用量】

内服：入丸、散，2～4克。外用：研末调敷。

## 【注意事项】

◎芦荟有臭气，不入煎剂。
◎脾胃虚寒者、孕妇及下部有出血倾向者忌用。

## 〈单方独味〉

### 〈治疗鸡眼〉

取适量芦荟叶置于新鲜童子尿或自己的尿中，浸1～2小时，取出清水漂洗后备用。首次贴药前将患部用温水浸洗，使皮肤软化，用刀刮去角质皮层，然后将芦荟切去表皮，贴患处，用胶布固定，每晚睡前换药1次。轻者连续用药3～4次，重者连续用药6～7次。

## 第二章 用药禁忌大盘点

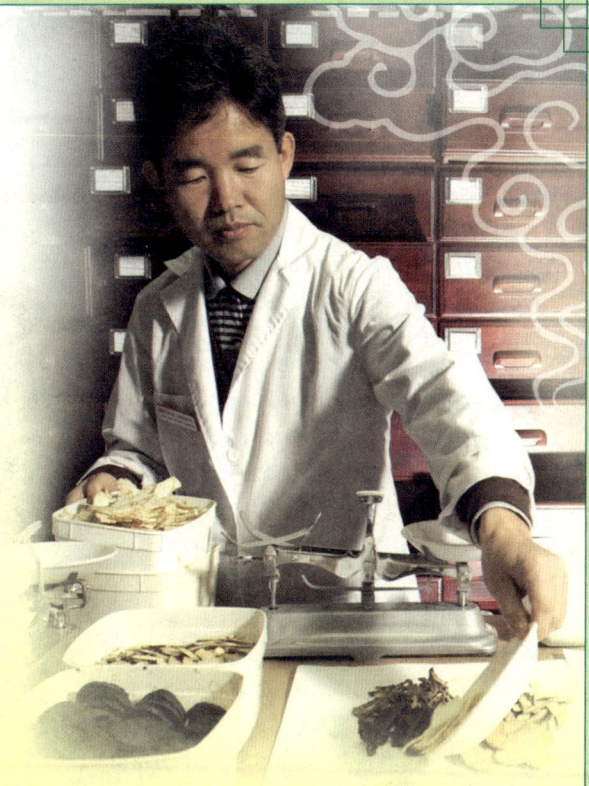

同其他任何一种西药一样,服用中药也有一定的禁忌,本章通过服用中药的饮食禁忌和不同人群的用药禁忌两个方面来对这一事实进行详细说明。

# 药食配伍禁忌

服用中药有一定的饮食禁忌,有很多食物是不能与药物配伍食用的。下面列举的就是一些常见的药食配伍禁忌。

## □杏仁+小米=相克

杏仁与小米同食,易使人呕吐、泄泻。

所以,服用杏仁时,不能同时进食小米。

## □地黄+萝卜=相克

萝卜辛甘性平,辛能发散,下气消谷,宽胸化积,熟地黄滋阴补血,生地黄凉血清热。性味功能皆不相合。萝卜中含多种酶类,地黄中含梓醇,滋阴凉血,利尿,与酶相遇则发生分解而失效。

所以,服用地黄时,不能进食萝卜。

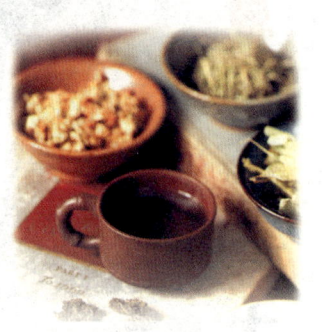

中药与食材搭配时要谨慎

## □甘草+猪肉=相克

猪肉酸冷,有滋腻阴寒之性,且富含脂肪,难吸收,不利于肠胃。若以甘草补益脾胃时,显然应忌食猪肉。不仅如此,凡脾胃虚寒服用温补脾胃之中药时,均不宜食猪肉。这是因为两者的性能相反。

至于甘草与猪肉在药理与生化方面之相克机理,有待进一步研究。

所以,服用甘草时,不宜食用猪肉。

## □甘草+白菜=相克

白菜性味甘冷,气虚胃冷的人不可以食用。如孟诜记载:"菘菜发冷风,内虚人不可食。"白菜与甘草功能相反。

所以,服用甘草时,不宜进食白菜。

## □白术+桃李=相克

桃李性味甘酸,性热,多吃会令人生火。从食物药性看桃李皆可生热,白术是苦温燥湿的药物。在药方中用白术时,进食桃李,会使药物温热加燥，干扰药效，产生不良反应。

所以，服用白术时，不能食用桃李。

### □白术+大蒜=相克

大蒜辛温香窜，含挥发油类，容易同白术中的挥发油互相融合而干扰，改变其药性，使白术药性变得燥烈。

所以，服用白术时，不能食用大蒜。

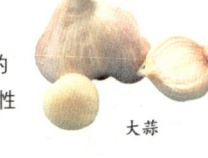

### □人参+萝卜=相克

人参、萝卜相克，药理作用不同，忌同时服用。服用人参可大补元气，如果同时食萝卜却破气。此一补一破，人参就起不到任何滋补作用。另外，萝卜有利尿消食作用，吃了萝卜会加快人参有效成分的流失，直接妨碍人体对营养成分的吸收。

所以，服用人参期间，不宜食用萝卜。

### □乌梅+猪肉=相克

《本草纲目》中记载："乌梅酸温平涩，去痰治疟瘴，敛肺涩肠，止久嗽泻痢。"猪肉酸冷滋腻，滑大肠助湿气。

所以，将乌梅做药服用的患者，不宜进食猪肉。

### □茯苓+醋=相克

醋味酸温，含多种有机酸。如李时珍说："酸属木，脾病勿多食酸，酸伤脾，肉腊而唇揭。"《本草纲目》记载："服茯苓丹参人，不可食醋。"醋中有机酸可能削弱茯苓的药效。

所以，服用茯苓时，应忌食醋及酸性食物。

### □大枣+葱、鱼=相克

大枣与葱、鱼同食，会引起消化不良。

所以，服用大枣时，不宜食用葱、鱼。

### □山楂+胡萝卜=相克

胡萝卜富含维生素C分解酶，若含有丰富的维生素C的山楂与含维生素C分解酶的食物同食，维生素C则易被分解破坏。

所以，食用山楂时，不宜进食胡萝卜。

## 国医小课堂

### 中药十八反和十九畏歌诀

本草中有一些特殊的配伍禁忌，混用会产生一些不良后果，就是"十八反歌"，以及"十九畏歌"。

□十八反

本草明言十八反，半蒌贝蔹及攻乌；
藻戟遂芫俱战草，诸参辛芍叛藜芦。

意思如下：

◎乌头反半夏、瓜蒌、贝母、白蔹、白及。

◎甘草反海藻、大戟、芫花、甘遂。

◎藜芦反人参、丹参、沙参、玄参、苦参、细辛、芍药。

□十九畏

硫黄原是火中精，朴硝一见便相争。
水银莫与砒霜见，狼毒最怕密陀僧。
巴豆性烈最为上，偏与牵牛不顺情。
丁香莫与郁金见，牙硝难合京三棱。
川乌草乌不顺犀，人参最怕五灵脂。
官桂善能调冷气，若逢石脂便相欺。
大凡修合看顺逆，炮爁炙煿莫相依。

意思如下：

◎硫黄畏朴硝。

◎水银畏砒霜。

◎狼毒畏密陀僧。

◎巴豆畏牵牛。

◎丁香畏郁金。

◎川乌、草乌畏犀角。

◎牙硝畏三棱。

◎人参畏五灵脂。

◎官桂畏石脂。

# 不同人群的用药禁忌

## 孕期女性

女性怀孕时，必须比平时更注意自己的身体健康，不让自己有生病的机会。但如果不小心生病了，此时用药更要小心，千万不要用到对胎儿和自己身体有害的药材。对孕妇来说，根据药材的药性和对身体的作用程度可分为禁用药材和慎用药材两种。

### 禁用的药材

禁用药材是怀孕时千万不能使用的。这些药材包括：大戟、商陆、三棱、莪术、巴豆、牵牛子、水蛭、麝香、土鳖虫、蟾酥、芦荟、蜈蚣、藜芦、芫花、甘遂、乌头、虻虫、附子、斑蝥、雄黄、砒霜、轻粉、水银、冰片、雄黄等。

### 慎用的药材

慎用药材大都有通经祛瘀、攻下、破气或辛热燥烈、滑利沉降等功效，因为药性急，使用时要十分小心，可根据病情的需要和孕妇的身体状况斟酌使用，但它们有可能造成胎儿畸形，除非必要，还是尽量不要使用。三七、番泻叶、天南星、五灵脂、穿山甲、冬葵子、牛膝、虎杖、卷柏、凌霄花、芒硝、枳实、白附子、肉桂、王不留行、郁李仁、硫黄、瞿麦、木通、漏芦、桃仁、红花、大黄等都属于这类药材。

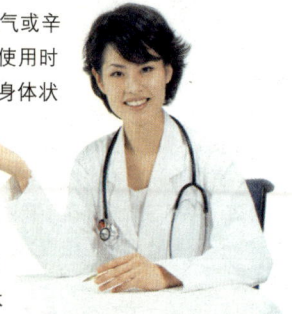

医生建议孕期女性在选服药物时要加倍小心，最好能遵医嘱服药

## 体弱多病人群

人生病的时候总要通过药物来战胜病魔，当然这些用药必然会与日常

饮食有关。这个时候就要注意日常的饮食不能与药物发生冲突。下面列出了一些疾病的饮食禁忌，若有以下疾病，可以参考。

◎心脏病：在服药的同时不要吃一些油腻的东西，如肥肉、动物内脏等。

◎高血压：高血压患者在服药的同时，要远离烟酒，同时不能吃油腻及口味重的食物，生活上也要时刻保持平和的心态，遇事不能激动，以免影响血压。

◎肺病：肺病患者在服药的同时，同样也要远离烟酒，也不要吃茄子。

◎肾病：肾病患者不能吃芹菜，也不能吃动物内脏之类的油腻食物，更不能喝酒。

◎肝病：肝病患者在服药的时候不能吃芹菜，也不要吃油腻的食物，如肥肉，动物内脏等，同时也要远离烟酒。

◎中风：中风患者在服药的同时不能吃水产类和高胆固醇食物。

◎失眠：失眠的人平时不要吃太多肉类，如动物内脏等，也不能吃过于燥热的食物，以免加重病情。

◎皮肤病：任何类型的皮肤病患者都不能喝酒，也不能吃鸭蛋、竹笋、香菇、花生、杧果等热量很高的食物，同时也不能吃海产类以及过于燥热的食物，因为这些食物都能加重病情。

◎骨骼类疾病：这一类疾病患者最好不要吃香蕉。

皮肤病患者不宜食用海鲜类食品

◎风湿病：风湿病类疾病患者不能食用豆类食物，另外也不能吃动物内脏、蛋、鸡肉、油炸类、香蕉、木瓜等食物。

◎胃病：胃病患者服药时不要吃糯米，包括糯米制品也不能吃，因为糯米对胃黏膜不利，也不能吃香蕉、槟榔、油炸类食品，这些食品都会加重胃的负担。

◎面疱：患者在服药的时候不要同时进食一些发物、过燥食品、油炸类等食物，另外也不能吃辛辣的食物。

◎呼吸系统疾病：此类患者要远离烟酒，不吃辛辣、油腻与太甜的食物。

◎感冒：感冒患者不宜吃油腻的东西，要多吃清淡易消化的食物。发烧时有些食物是不宜吃的，如冷饮、辛辣的食物等。另外也不能吃高营养的食物。